SEXUALIDAD EN EL DISCAPACITADO FISICO

LIC

MARIBETH TORRENS PEREZ

ISBN-10: 1532870817
ISBN-13: 978-1532870811

DEDICATORIA

A Dios por darme la oportunidad de hacer mi sueño realidad y seguir luchando sin importar el sacrificio que tenga que hacer

A mis padres y hermanos por darme todo el apoyo necesario y no dejarme flaquear.

CONTENIDO

AGRADECIMIENTOS

A mi Tutora académica Lic. Leisy Liendo por brindarme su valioso
tiempo, conocimiento y confianza
A todos aquellos que hicieron posible la realización de este Libro

CAPITULO 1 INTRODUCCION SOBRE LA SEXUALIDAD Y DISCAPACIDAD

La sexualidad es una función vital que influye sobre la conducta de los individuos y sobre las relaciones humanas en general. Afecta a todos los procesos fisiológicos y psicológicos del ser humano, aunque no es imprescindible para su supervivencia. Se trata de un impulso instintivo que atraviesa diferentes etapas a lo largo de la vida de los individuos y que es condicionado en gran medida por el entorno sociocultural en el que viven. Pero ante todo, la relación sexual responde a una necesidad de comunicación física y psicológica que va más allá de la mera unión sexual de los cuerpos. Aguirre, F 2000 (Pp. 2)

Son muchos los mitos existentes en el mundo sobre sexualidad, uno de ellos es sin duda, la creencia generalizada de que las personas con minusvalías, de la misma forma que niños y ancianos, carecen de esta.

El desarrollo sexual y la vivencia de la sexualidad pueden ser muy diferentes dependiendo de cada individuo y las propias circunstancias personales, culturales y sociales que le rodean. Al hacer referencia a la sexualidad, no solo refiere a las relaciones sexuales, en la misma medida también al desarrollo sexual, la afectividad y el apego, elementos esenciales en la evolución de cada individuo.

Aguirre, F (2000) señala que la sexualidad en su totalidad, es un proceso de aprendizaje que se desarrolla desde la infancia hasta la edad tardía, y que acompaña a todo ser humano en su vida. Las relaciones afectivas y sexuales son determinantes para el desarrollo sexual de todo individuo, pero no toda la población tiene las mismas condiciones físicas/psíquicas ni oportunidades de aprendizaje afectivo-sexual (p128)

En base a esto se puede acotar que las personas con discapacidad tienen exactamente las mismas necesidades interpersonales que las demás personas y el desarrollo sexual se vera influido por el propio proceso vital de integración social del individuo.

La vivencia de la sexualidad entre la población de discapacitados, puede ser muy diferente atendiendo al tipo de discapacidad, a su grado de afectación y si la misma ha sido adquirida o congénita. Así pues, la dimensión emocional y sexual del individuo estará en gran medida determinada por la naturaleza de la lesión.

Pese a no ser apropiado generalizar debido a la diversidad del colectivo y las características individuales de cada uno, existen algunos aspectos comunes relevantes en cuanto a la vivencia de la sexualidad: edad en que se adquirió la discapacidad, si existen experiencias sexuales previas a esta, etc.

En general, las personas afectadas por una discapacidad presentan dificultad en aceptar la misma, principalmente manifiesta en las primeras fases de la afectación. Se señalan algunas características frecuentes: Negación ante la nueva imagen corporal, Dificultad en aceptar la discapacidad, Disminución del interés sexual y Pérdida de seguridad ante las relaciones sociales, afectivas y/o sexuales. (Aguirre, F, 2000, p.154)

Con lo mencionado anteriormente se puede señalar que la actitud de rechazo ante la sexualidad es provocada o mantenida por las dificultades internas de aceptación ante el nuevo estado corporal y las dificultades externas que se encuentran en la sociedad para satisfacer sus propias necesidades interpersonales de intimidad afectiva y sexual, de seguridad emocional y de amistad entre otras.

Poca atención se le ha prestado hasta ahora a la sexualidad de los hombres con minusvalías, y aún menos, a las mujeres con idéntico problema. Para comprobarlo solo hay que repasar bibliografía anterior a cinco años y se encuentra exhaustivos tratados sobre las características de las distintas lesiones, pero la sexualidad brilla por su ausencia. Se puede localizar algo sobre las posibles interferencias de la patología lesional en la reproducción pero nada o casi nada sobre otros aspectos de la sexualidad (comunicación y placer).

Afortunadamente hoy parece surgir de repente una mayor preocupación por el tema. Tal vez por el reconocimiento actual de la sexualidad como un derecho natural, por las propias reivindicaciones de minusválidos organizados, y en parte, debido a un creciente interés profesional, se ha llegado a considerar los derechos sexuales del discapacitado (Pose F, 1991, p.7)

En los últimos años la ciencia se ha dado la tarea en buscar incansablemente mejoras en la solución de patologías, desde hace varios años los procesos de rehabilitación se han centrado en el tratamiento desde una perspectiva más específica, consolidándose las áreas de especialización por causa de la gran demanda de esta.

En base a esto, es que se hace indispensable comprometerse en la búsqueda investigativa en los nuevos procesos y evolución de la rama de la fisioterapia que permitan recuperar al paciente de una manera integral, mejorando así la condición física del individuo y por tanto su calidad de vida.

Muchas son las enfermedades y lesiones que pueden sufrir la población en la actualidad, las cuales comúnmente causan una importante limitación y discapacidad para las personas que la padecen

El cuerpo de los discapacitados físicos se desvía de la pauta de lo considerado como "normal" y favorece que en ocasiones no sea percibido como un ser sexuado por sus semejantes "normales", e

3

incluso a veces él mismo le atribuye mayor importancia a lo que le dicen que puede o no hacer que a lo que realmente es capaz de realizar. (Pose F, 1991, p21)

En base a lo expuesto anteriormente se puede resaltar que si bien cualquier incapacidad impide que el "modelo de los normales" se practique, cualquier problema correctamente planteado lleva implícito una solución adecuada y nuevas posibilidades.

Para Aguado y Alcedo (1995) "La sexualidad es un impulso vital esencial para el desarrollo y ajuste de la personalidad. Todos los seres vivos la poseen y cada uno tiene la posibilidad de vivirla a su manera. Su buen ejercicio valoriza al individuo y aumenta su autoestima. No se pierde porque se esté lesionado, porque no pueda moverse bien o porque haya perdido más o menos sensibilidad" (p. 85).

De lo antes mencionado, se deduce que se debe incorporar actitudes en pro de su mejora, informar, desmitificar y educar sobre las necesidades sexuales de las personas discapacitadas, los temores, apetencias y expectativas. Para identificar las características comunes más sobresalientes en ellas y así brindarles alternativas de tratamiento integral que le den a estos individuos la mayor y mejor calidad de vida.

Según la Organización Mundial de la Salud (OMS) (2011) en su Informe mundial sobre la discapacidad ¨Más de mil millones de personas viven en todo el mundo con alguna forma de discapacidad; de ellas, casi 200 millones experimentan dificultades considerables en su funcionamiento. En los años futuros, la discapacidad será un motivo de preocupación aún mayor, pues su prevalencia está aumentando¨

A lo anteriormente indicado, se destaca que es fundamental debido a la alta incidencia de personas discapacitadas a nivel mundial la creación de acciones específicas que permitan con el uso de tratamiento médico y rehabilitador, la recuperación de las funciones disminuidas o carentes de cada una de las personas limitadas

Es importante señalar que la situación de desventaja en la que se halla una persona con este tipo de alteraciones físicas debe ser entendida no sólo por las secuelas de su deficiencia o daño sino, además, por la manera en que reacciona la comunidad y por las alternativas que ofrece a la formación y a la participación de la persona "diferente".

La preparación del fisioterapeuta en este plano se encuentra muy desatendida y limitada en muchos casos por falta de información, interés o diversas razones, es imprescindible que estos profesionales de la rehabilitación física cuenten con todo el conocimiento necesario acerca del proceso sexual de los discapacitados físicos así como también de algunas alternativas de tratamiento que permitan brindarle al paciente un tratamiento integral y de calidad que los ayude en este aspecto de la vida tan esencial.

CAPITULO 2 DESCRIPCION ANATOMICA Y FISIOLOGICA DE LA FUNCION SEXUAL

Según Gray, W (1998) la anatomía reproductiva o genital se divide en dos unos genitales externos e internos que se diferencian notablemente entre la mujer y el hombre a continuación se hace un recuento anatómico genital:

EN EL HOMBRE:

Genitales Externos

✓ Pene:
Es un órgano externo constituido por tejido eréctil, que va a permitir que ante determinados estímulos, el pene aumente de tamaño y de grosor. Podemos distinguir lo siguiente:

- Cuerpo esponjoso: es un cuerpo cilíndrico que se sitúa en la parte inferior.

- Cuerpos cavernosos: son dos cilindros que se sitúan sobre el cuerpo esponjoso. Los tres cilindros tienen vasos sanguíneos que durante la excitación se llenan de sangre y producen la erección.

- Uretra: Conducto que discurre por el centro del cuerpo esponjoso, uniendo la vejiga con la punta del pene a través del cual se expulsa la orina y el semen.

- Glande: El pene en su extremo se ensancha y es lo que recibe el nombre de glande. Está formado por cuerpo esponjoso. Es una zona con mayor número de terminaciones nerviosas, por eso es una zona más sensible tanto al tacto, a la presión y a la temperatura. Recibe el nombre de corona la zona que une el glande con el eje del pene.

- Prepucio: Son los pliegues de piel que recubren el glande. Si un chico retrae el prepucio detrás del glande, dejaría éste al descubierto. Ahora bien, a veces el prepucio es muy estrecho de forma que hace dolorosa esta operación, entonces es cuando hablamos de fimosis. Es el médico/a quien debe decirnos en este caso si necesitamos intervención quirúrgica que consiste en hacer un pequeño corte en el prepucio. Es una intervención muy simple con anestesia local y que no necesita hospitalización.

- Frenillo: Tirilla de piel que une el glande con el prepucio por la base del pene. A veces esta tirilla también puede producir molestias si es muy corta. Como en el caso anterior también se trata de una operación muy simple.

✓ Escroto
Bolsa que en su interior alberga a los testículos. Una de las funciones es
Mantener constante la temperatura de los testículos, fundamental para la producción de espermatozoides.

Genitales Internos

✓ Testículos:
Son las gónadas masculinas. Tienen dos funciones: producir hormonas (testosterona), y producir espermatozoides. Vamos a describir ahora el recorrido que hacen los espermatozoides hasta que salen por la uretra con el semen en la eyaculación.

✓ Epidídimos:
Estructura situada encima de los testículos. Su función es conferir movilidad a

Los espermatozoides.

✓ Conductos Deferentes:
Canales que guían a los espermatozoides hacia las vesículas seminales. Función parecida a los epidídimos.

✓ Vesículas seminales:
Situadas detrás de la vejiga. Su función es producir un líquido claro y viscoso, rico en substancias alimenticias. Los espermatozoides al llegar a esta altura se juntan con este líquido (líquido seminal).

✓ La Próstata:
Situada debajo de la vejiga. Su función también es segregar un líquido de aspecto lechoso que facilita la movilidad de los espermatozoides (líquido prostático). De tal forma que el semen, líquido a través del cual salen los espermatozoides en la eyaculación, está compuesto por: espermatozoides, líquido seminal y líquido prostático. (Tiene el tamaño de una castaña).

✓ Glándulas de Cowper:
Dos glándulas situadas debajo de la próstata a cada lado de la uretra. Tienen la función de segregar un par de gotas antes de la eyaculación para facilitar el camino del semen. Ese par de gotas pueden arrastrar espermatozoides, por esta razón la marcha atrás no es un método efectivo para prevenir un embarazo.

EN LA MUJER:

Genitales Externos (Vulva)
La vulva es el conjunto externo de los genitales femeninos. En los seres humanos consta de los labios mayores y menores, del clítoris, de la apertura de la uretra y de la entrada de la vagina. No se debe confundir la vulva con la vagina.

✓ Monte de Venus:
Zona canteada, situada sobre el hueso púbico, en la pubertad se recubre de vello.

✓ Labios Mayores:
Dos pliegues de piel, que en condiciones de no excitación, normalmente están cubriendo al resto de la vulva. Están cubiertos de vello.

✓ Labios Menores:
Dos pliegues de piel, con muchas terminaciones nerviosas y pequeños vasos sanguíneos lo que le hacen ser una zona muy sensible. No están cubiertos de vello. En su parte superior se unen formando lo que se llama el prepucio del clítoris.

✓ Meato Urinario:
Orificio por donde la chica expulsa la orina.

✓ Abertura Vaginal:
Es la entrada hacia la vagina. Aquí se puede distinguir el Himen, que es una membranita que se le supone un papel protector. Hay diferentes tipos de himen. Normalmente se ha relacionado la presencia de esta membrana con la virginidad, aspecto que hemos de tratar con cautela.

✓ Clítoris:
Es un órgano eréctil. Tiene un gran número de terminaciones nerviosas lo que hace que sea una zona muy sensible al tacto, a la presión y a la temperatura. Es un órgano esencial en el placer femenino.

✓ Perineo:
Zona que se extiende desde la parte inferior de los labios hasta el ano.

Genitales Internos

✓ Vagina:
Es un canal de paredes muy flexibles que une la vulva con el útero. Sólo el tercio

Externo de la vagina tiene las terminaciones nerviosas suficientes como para hacerla sensible. (De unos 8 a 12 cm. de largo).

✓ Cuello del útero (cérvix):
Se sitúa en el fondo de la vagina, y une ésta con el útero.
Produce un líquido viscoso llamado moco cervical que cambia
su aspecto en función del momento del ciclo menstrual.

✓ Útero (o matriz):
Es un órgano muscular hueco, compuesto de varias capas. Una
de ellas es el endometrio, que cambia dependiendo del
momento del ciclo menstrual, y es en ella donde se implantará el
óvulo fecundado en el supuesto caso de que haya habido
fecundación. (En estado normal su capacidad es equivalente a
una cucharada sopera, pero no debemos olvidar que tiene la
capacidad de albergar al feto hasta el parto.)

✓ Trompas de Falopio:
Son dos conductos que unen el fondo del útero con cada uno
de los ovarios. Se encargan de recoger a los óvulos que salen de
los ovarios y en ellas se produce la fecundación, así mismo se
encargan de transportar el óvulo hasta el útero. (Tienen unos 10
cm. de largo.)

✓ Ovarios:
Son las gónadas femeninas. Tienen dos funciones: producir
hormonas (estrógenos y progesterona) y expulsar el óvulo
madurado. (Tienen el tamaño de una almendra).

FISIOLOGÍA SEXUAL

Según Dechesne B (1985) La función sexual completa tiene su
origen y desarrollo en la actividad cerebral. En las especies
mamíferas, los centros cerebrales que controlan la sexualidad están
relacionados con dos funciones básicas. En primer lugar,
encontramos el instinto de conservación individual (huida del dolor
y aproximación al placer) y en segundo lugar, la reproducción como
instinto de conservación de la especie. En el cerebro, el sistema
reptil es el encargado de controlar los impulsos e instintos. La red
neuronal y los circuitos que unen los centros instintuales,
localizados en esta parte del cerebro, así como también en el
hipotálamo y otros sectores del sistema límbico, controlan los

instintos básicos de conservación como el hambre, el sueño, la sed, la huida del peligro y la reproducción de la especie. En todos los casos, se trata de instintos de conservación: en algunos, de la especie; en otros, individual. En los seres humanos, como integrantes de la especie animal, existe la tendencia hacia la búsqueda del placer y la huida del dolor.

La mayor parte de los estudios sobre el tema de la relación entre la actividad cerebral y la sexualidad ha sido realizada en animales. En todos los casos, los reportes señalan que el proceso se inicia con la transmisión eléctrica en la red neuronal, que estimula el centro específico y produce el impulso (ya sea de hambre, sed, huida del dolor o de estimulación sexual).

En el caso de los humanos, sin embargo, intervienen factores, además del instinto. En primer lugar, la posibilidad de estimulación y respuesta sexual no se limita a un ciclo determinado, así como tampoco los momentos de intercurso. Por supuesto que interviene en el proceso el estímulo primariamente instintivo de los centros neuronales, que se da ante la presencia de una potencial pareja sexualmente atractiva y en el que se producen respuestas ante estímulos sensoriales (visuales, olfativos, táctiles). En una situación de estímulo sexual actúan también los otros sistemas cerebrales que no necesariamente están presentes en los animales. El sistema límbico (presente incluso en vertebrados primitivos) tiene la responsabilidad de controlar la emoción y la motivación (Kaplan). El neocórtex, por su parte, tiene influencia sobre los procesos cognitivos.

Si bien no está suficientemente claro el mecanismo (cerebral) que se produce para la activación del deseo sexual en los humanos la anatomía del sistema sexual está bastante estudiada. En el sistema límbico se encuentran los centros del dolor y del placer. Como se mencionaba anteriormente, uno de los instintos de conservación se relaciona con la huida del dolor y la tendencia a la aproximación al placer. El instinto de huida del dolor es más fuerte que el de búsqueda de placer, porque el instinto de conservación individual tiende a ser más fuerte que el de conservación de la especie. Por lo tanto, ante dos situaciones simultáneas que producen dolor y placer respectivamente, el organismo tenderá de manera instintiva a alejarse de la fuente de dolor, antes que experimentar ambos estímulos o que acercarse a aquél que produce placer. Durante un contacto sexual, los centros del placer se ven estimulados, lo cual contribuye a explicar las sensaciones placenteras asociadas al mismo. Cuando se estimulan los centros responsables de las sensaciones sexuales en el cerebro se produce un componente químico que es recibido por receptores situados en los circuitos del placer. Cuando hay dolor, en cambio, se inhibe la sensación de placer y por lo tanto desaparece la respuesta sexual.

La anatomía y la fisiología, en conjunto, representan uno de las plataformas conceptuales a través de las cuales describir la sexualidad humana. Hay algunas características propias de la anatomía, a su vez derivadas de la carga cromosómica propia de cada cuerpo, que determinan la modalidad de respuesta ante determinados estímulos.

Aun cuando existen diferencias específicas de respuesta fisiológica ante la estimulación sexual entre hombres y mujeres, de acuerdo con sus características anatómicas, la mayoría de los autores que estudian la respuesta sexual humana coincide en señalar que las reacciones fisiológicas son muy similares.

En ambos casos, la respuesta fisiológica ante la estimulación sexual puede resumirse (de acuerdo con las investigaciones de Masters y Johnson, 1996) en cuatro etapas: excitación, meseta, orgasmo y resolución. En la fase de excitación, los órganos genitales experimentan una vasocongestión; es decir, un considerable aflujo de sangre que genera un incremento del pene (en el caso del hombre) y la vulva (en el caso de la mujer) y también el aumento de tamaño de órganos como los testículos, las mamas y los de la región pélvica en general. En la mujer, además de la inflamación de los tejidos, se produce lubricación vaginal y en el hombre, la erección del pene, situaciones ambas que permitirán la penetración.

La fase de meseta, por su parte, está caracterizada por un grado mayor de excitación, en el cual se intensifica la tensión sexual y cuya duración depende de la efectividad del estímulo.

La fase de orgasmo se caracteriza por la liberación de la tensión sexual acumulada, a través de la contractura de musculatura lisa y estriada. En el varón, estas contracciones van acompañadas de la expulsión del líquido seminal y de pulsiones rítmicas de los distintos músculos perineales. Se habla de dos procesos consecutivos durante el orgasmo masculino: el primero, denominado la emisión (que ellos denominan la sensación de inminencia eyaculatoria), que es la preparación de los líquidos seminales a punto de ser expulsados. El segundo es la eyaculación, mediante el cual se expulsa en chorros rítmicos el semen. En la mujer, se contraen, también rítmicamente, la vagina, el útero y los músculos perineales.

Para Gordon S (1981) La fase de resolución, que procede al orgasmo, corresponde al retorno de los órganos a un estado de no excitación, de distensión. Una diferencia entre la respuesta fisiológica entre hombres y mujeres se relaciona con la capacidad femenina de retomar la respuesta de excitación o de meseta luego del orgasmo y de volver a experimentar otro orgasmo en un corto período. Se habla, entonces, de la capacidad multiorgásmica del organismo femenino. El cuerpo masculino, en cambio, experimenta un período denominado refractario, que impide lograr nuevamente la erección hasta transcurrido cierto tiempo. En el caso de las mujeres, también puede suceder que después de un orgasmo muy intenso se produzca un período de refractariedad en el que el cuerpo necesita "reponerse" (pasar a la fase de resolución) antes de volver a la fase de excitación. Por supuesto, en todos los casos la respuesta individual varía dependiendo de cada persona.

Además, simultánea y posteriormente a las respuestas que se denominan primarias (erección –y vasocongestión del pene, clítoris y vulva y lubricación vaginal) se producen otros cambios desde el punto de vista fisiológico y anatómico. Pueden señalarse entre ellos el aumento de la actividad cardiaca (elevación de la presión arterial) y del ritmo respiratorio, coloración (gracias a la mayor afluencia sanguínea) de los labios mayores y menores de la vulva, así como de mejillas y rostro en general, aumento del volumen de las mamas y erección de pezones y areolas (tanto en hombres como en mujeres).

Otro de los sistemas directamente involucrado en la actividad y respuesta sexual es el endocrino. La producción de hormonas define en gran medida el funcionamiento sexual. Hay hormonas producidas por el organismo de los machos que condicionan el mantenimiento de la actividad sexual. Los niveles de producción y circulación de testosterona (producida por los machos de todas las especies y las hembras de los primates y las humanas) contribuyen a garantizar su funcionamiento sexual. En machos con bajos niveles de testosterona se observa una disminución de la motivación y actividad sexual.

Los andrógenos son hormonas que también regulan la actividad sexual (sobre todo la motivación) y son producidas también por el organismo femenino (en los ovarios y las glándulas suprarrenales). Desempeñan un papel fundamental en el mantenimiento de la motivación sexual para ambos sexos (Soto de Lanuza, 1987, p.115).

Otras hormonas son típicamente femeninas, como los estrógenos, que determinan entre otras cosas la receptividad sexual en las hembras animales, durante el período de estro o celo, situación que no se ve limitada en hembras de mamíferos superiores como algunos primates y que alcanza su mayor grado de independencia en las mujeres. Otro de los factores que determina la presencia de estrógenos se relaciona con el estado de fluidez de la vagina; es decir, la potencial producción de lubricación y la elasticidad de los tejidos, que permiten fácilmente la penetración. La elevada producción (o administración) de estrógenos puede producir disminución de los niveles de deseo sexual.

Hay otras hormonas relacionadas con la sexualidad, como la prolactina, cuya hiperproducción en los varones suele venir acompañada de una disminución y el interés sexual. En las mujeres no existen indicadores tan claros de la incidencia fisiológica de su hiperproducción, aunque se señala que puede producir sequedad vaginal y dispareunia (dolor durante el coito) como síntomas que acompañan a la amenorrea (falta de menstruación) producida por la presencia exagerada de esta hormona.

Por último, la oxitocina (hormona producida por la hipófisis) está asociada con la estimulación de las contracciones uterinas durante el parto, así como la producción de leche para la lactancia. Se ha descrito la presencia de altos valores de esta hormona durante la actividad sexual, y es durante el orgasmo cuando se alcanzan los máximos valores. Se la asocia con la estimulación de la conducta sexual.

Existe otra serie muy importante de respuestas ante los estímulos sexuales, que pueden caracterizarse como psíquicos y somáticos en general. Algunos autores, como por ejemplo Helen S. Kaplan (1992) hablan de una respuesta sexual trifásica e incluyen en ésta un componente del que no hablan Masters y Johnson (que en realidad precede a lo estudiado por estos autores): el deseo. Kaplan dice que "el deseo sexual es un apetito o impulso producido por la activación de un sistema neural específico en el cerebro, en tanto que las fases de excitación y orgasmo afectan a los órganos genitales" (p. 27).

Para comprender la compleja reacción humana ante los estímulos sexuales, entonces, es necesario tomar en cuenta no solamente la respuesta de los centros cerebrales estimuladores e inhibidores (tanto del placer como del dolor) sino también los procesos que trascienden lo biológico, anatómico y fisiológico, que se relacionan con lo emocional, psicológico, cognitivo y social.

En términos generales, cuando se habla de disfunciones sexuales, es decir, dificultades para lograr la respuesta fisiológica "normal" en cualquiera de las fases (deseo, excitación, orgasmo o resolución), puede haber varios factores que inciden en la aparición de estas dificultades. Algunos son de naturaleza física (anatómica o fisiológica). Algunas enfermedades o alteraciones en el funcionamiento fluido del organismo pueden producir problemas en la respuesta sexual. Sin embargo, estos constituyen la menor proporción de casos (Masters y Johnson , 1996, p.54).

En la mayor parte de las personas que tienen problemas de respuesta sexual satisfactoria, las causas tienen una relación más profunda y directa con alteraciones en su relación psíquica, emocional, social y cultural consigo mismos, con su pareja sexual, con miembros de su género y otro, y/o con el medio en el cual se desenvuelven.

La identidad sexual, inmersa dentro del concepto de género, se relaciona con la percepción que cada persona tiene de sí misma, con respecto a su sexualidad, su relación con otras personas y grupos, desde el punto de vista del comportamiento sexual. Aunque durante mucho tiempo se intentó negar la existencia de la sexualidad como algo más que el proceso conducente a la reproducción, en la actualidad existe la conciencia de su definición como una de las áreas de la vida que tiene la capacidad de generar a los individuos satisfacción, equilibrio, gratificación, intimidad.

El cuerpo humano está preparado para experimentar placer. Nacemos con ciertas características definidas por la distribución de cromosomas y la generación y distribución de ciertas hormonas, que determinan nuestro sexo biológico. Ya hemos visto que la biología no es el único determinante de la identidad ni de las respuestas sexuales. Y sabemos que de manera natural estamos dispuestos a responder sexualmente ante determinados estímulos. En todo caso, la decisión sobre la selección de estímulos sexualmente efectivos no depende necesariamente de la voluntad. Como seres sociales, estamos condicionados por el aprendizaje: de creencias, de valores éticos, de respuesta emocional ante determinados estímulos. El cuerpo, anatómica y fisiológicamente, tiene las herramientas que nos permiten el equilibrio (desde todos los puntos de vista: físico, emocional, psíquico, nervioso). Afortunadamente, también tenemos las herramientas para desaprender (y re-aprender otras) aquellas situaciones (conductas, sentimientos, emociones, sensaciones) que nos afectan negativamente, con el fin de recuperar la fluidez que nos corresponde en virtud de nuestro proceso natural de vida.

En todo caso, la determinación biológica de la sexualidad de ninguna manera representa una determinación social y cultural. No existen conductas ni reacciones biológicamente condicionadas. La adopción de los comportamientos relacionados con la identidad sexual viene dada por la socialización. Los patrones de conducta agresivos no son propios de la masculinidad, así como tampoco la pasividad está determinada por el ser femenina. Las conductas en los seres humanos son aprendidas. Dependen de los procesos de aculturación, imitación y aceptación o rechazo sociales, que se producen tanto a nivel micro, dentro de las familias, como a niveles cada vez más amplios en las escuelas, los centros comunitarios y a nivel macro a través de los mensajes transmitidos, por ejemplo, por los medios masivos de información.

Partiendo del criterio holista de la concepción del ser humano, que considera al mismo como un ente integral, sistémico, constituido por distintos elementos y factores y para quien la alteración de uno de los componentes del sistema representa la modificación del sistema completo. Las enfermedades (físicas o mentales), se piensa, son síntomas perceptibles de una alteración en alguna parte del sistema, que no está aislada. Las enfermedades no surgen "de la nada", porque sí. Son manifestaciones de desequilibrios de muchos y distintos niveles. Lo mismo ocurre con las disfunciones sexuales. Y no pueden ser tratadas de manera aislada, sin considerar que la persona es un ser biológico, psicológico, familiar, social, espiritual y que todas estas dimensiones están interrelacionadas. Nada hacemos tratando una parte sola del sistema, sin considerar el resto, porque la causa del desequilibrio seguirá estando, aunque no la queramos ver.

Se debe usar los conocimientos que se tienen acerca de la sexualidad humana desde la perspectiva anatómica y fisiológica para comprender mejor a las personas, para contribuir al restablecimiento del equilibrio, la felicidad y el placer al que todos tienen derecho.

CAPITULO 3 DISCAPACITADOS FISICOS Y REPERCUSIONES EN SU SEXUALIDAD

Se entiende por minusválidos o discapacitados físicos a quienes presentan alguna lesión orgánica que les incapacita para ciertas habilidades. Al mismo tiempo, se define la sexualidad como la característica inherente a la persona, que sirve para la reproducción, la comunicación y el placer. Como el comunicarse y el obtener placer son posibilidades superiores donde lo cognitivo y afectivo es más importante que lo estrictamente físico, no parece en principio, que un minusválido físico tenga que rehusar a comunicarse o percibir sensaciones placenteras de tipo sensual. Poca atención se le ha prestado hasta ahora a la sexualidad de los hombres con minusvalías, y aún menos, a las mujeres con idéntico problema. Para comprobarlo solo hay que repasar bibliografía anterior a cinco años y encontramos exhaustivos tratados sobre las características de las distintas lesiones, pero la sexualidad brilla por su ausencia. Se puede localizar algo sobre las posibles interferencias de la patología lesional en la reproducción pero nada o casi nada sobre otros aspectos de la sexualidad (comunicación y placer).

Afortunadamente hoy parece surgir de repente una mayor preocupación por el tema. Debido a un creciente interés profesional, hemos llegado a considerar los siguientes derechos sexuales del discapacitado (Rodríguez de la Vega, M 2005, p.40):

- Derecho A recibir información sobre sexualidad.
- Derecho a recibir educación sexual.
- Derecho a expresarse sexualmente.
- Derecho a la maternidad/paternidad.

Pero ¿Cómo es la sexualidad del minusválido?, desde un punto de vista físico, será similar a la del no minusválido, variando respecto a este, según el tipo de lesión discapacitante que presente. Sin embargo, para analizar la sexualidad de cualquier persona tenemos que mirar, como apunta Bancroft, a través de una ventana física, una ventana cognitiva y una ventana afectiva.

Dejando de lado los importantísimos factores físicos incidentes de múltiples formas sobre la respuesta sexual, voy a detenerme en los aspectos cognitivos y afectivos.

Se sabe que las expectativas que un individuo presenta con respecto a su propia eficacia personal, son de gran relevancia en la conducta sexual En la cultura la sexualidad está emparentada con la juventud, el vigor y el atractivo físico, lo que puede suponer una carga pesada para el minusválido que se tendrá que enfrentar a la imagen de sí mismo y su autovaloración, además de estar siempre atento a las reacciones de su pareja que suele mostrar conductas peculiares (Rodríguez de la Vega, M ,2005, p42)

Así, se entiende que el minusválido pueda caer con frecuencia en estados depresivos, ansiedad, pérdida de autoestima y sentimientos de culpabilidad. Suele preocuparle además, una posible falta de resistencia física, el considerar su actividad sexual engorrosa y el temor a la reacción del compañero.

Se hace imprescindible por tanto, un acercamiento a la pareja del minusválido, siendo su asesoramiento de vital importancia a la hora de optimizar la sexualidad global del discapacitado, tampoco este aspecto ha sido estudiado suficientemente.

Es importante diferenciar entre parejas anteriores y posteriores a la aparición de la discapacidad, ya que, en el primer caso no suele existir ningún problema y la sexualidad generalmente se manifiesta por los cauces habituales al haber sido una relación voluntaria; pero en el segundo caso, la respuesta de la pareja depende fundamentalmente de la propia reacción del afectado. Es habitual que quien sufre la limitación manifieste miedo al compañero, a su posible falta de resistencia, a la 'complejidad' de su desenvolvimiento sexual y un intenso temor a no sentirse deseado, facilitando todo ello la aparición de los habituales procesos psicológicos que suelen acompañar a las discapacidades físicas, tales como estados depresivos, disminución de la autoestima, crisis de ansiedad generalizada, sensación de culpabilidad, adopción de conductas dependientes e incluso celotipias.

Con esta parafernalia sintomática, se hace verdaderamente difícil la convivencia en pareja. Hay además que añadir otros problemas comunes que concurren ante una situación de estas características, a saber:

❖ Limitaciones físicas propias del proceso discapacitante.

❖ Falta de intimidad, cosa que ocurre fácilmente si tenemos presenta que son muchas las ocasiones en que hace falta tener a alguien en casa que ayude en las tareas domésticas, o bien por los largos periodos de hospitalización que separan a la pareja.

❖ Habilidades de seducción, que suelen estar muy limitadas por la pérdida de imagen en esta cultura bastamente estereotípica.

❖ Autoaislamiento, proceso en el que incurren muchos sujetos como mecanismo de evitación social.

❖ También surgen una serie de problemas por parte de la pareja del afectado, que están provocados por el propio estrés desencadenado a raíz de la aparición de la situación, las más o menos largas separaciones hospitalarias, el temor por la vida del compañero, la reorganización vital que supone la nueva situación viéndose en la necesidad de suplir funciones y emprender el cuidado del afectado.

A consecuencia de todo esto suele disminuir el nivel de comunicación aparecen conductas evitantes y disminuye el deseo sexual. En algunos casos se alcanzan importantes niveles de inadaptación. No obstante, observamos menos separaciones en parejas de minusválidos que en la población general, salvo en parejas recién constituidas, en las cuales la iniciativa de separación suele correr a cargo del afectado, al contrario de lo que cabría esperar.

De lo visto podría deducirse que las relaciones sexuales entre personas con limitaciones físicas son escasas; sin embargo nada es más ajeno a la realidad. Parece, según datos aportados por Pawdaroski (citado por Ruano, 1992) que tienen relaciones sexuales el 35% de los hospitalizados por alguna minusvalía, el 25% de ellos con otros internos, con pareja externa el 5% y con visitantes a la institución el 5%. Aquellos que no mantienen ningún tipo de relación sexual (65%), lo atribuyen a falta de posibilidades, tales como no encontrar a nadie disponible o bien al aislamiento subsiguiente a la inadaptación psicológica (40%).

REPERCUSIONES EN LA SEXUALIDAD DEL DISCAPACITADO FÍSICO

El inicio de la discapacidad es un hecho importante a tener en cuenta, pues dependiendo del momento del ciclo vital en que apareció el handicap, quedará afectada la sexualidad en sus diversas dimensiones. Otro criterio muy relacionado también con la etiología, alude al carácter estático o progresivo de una incapacidad. Las discapacidades físicas progresivas son tremendamente impactantes, generando tanto en la persona como en su pareja, reacciones emocionales como miedo, ira, depresión, frustración, implicando graves desajustes en la sexualidad en todos sus aspectos.

Por otro lado, el grado de evidencia de la lesión o enfermedad es un criterio importante para entender hasta qué punto la persona con discapacidad se considera a sí misma como un ser sexuado, con necesidades y deseos. Los mensajes de "asexuados" o "no necesitados de", van generando en la persona discapacitada una conciencia de infravaloración de su propia imagen y su capacidad sexual, reforzándose de esta manera los mitos en torno al minusválido.

El intentar establecer un abordaje sistemático de las discapacidades físicas resulta una tarea difícil y compleja, dado el grado de diversidad y pluralidad de trastornos y enfermedades que pueden ocasionar una afectación física; de ahí la dificultad para agruparlas y la existencia de múltiples clasificaciones en función de distintos criterios. En esta revisión vamos a seguir la clasificación propuesta por Soto de Lanuza (1987), por ser sencilla y bastante operativa a la hora de agrupar las discapacidades físicas (D. F.) más significativas, partiendo de algunos criterios que permiten aproximarnos a la sexualidad de este colectivo y comprender las dificultades derivadas de su situación, tanto en el plano erótico, relacional o nivel de satisfacción.

Un primer criterio haría referencia al carácter congénito o adquirido, que precisa la temporalidad de la etiología y las distintas repercusiones según sea hereditaria o congénita. Adquirida durante la infancia o con posterioridad.

El inicio de la discapacidad es un hecho importante a tener en cuenta, pues dependiendo del momento del ciclo vital en que apareció el handicap. Quedará afectada la sexualidad en sus diversas dimensiones. En este sentido, se establece el antes o después de la pubertad como elemento diferenciador en cuanto a limitaciones sexuales, por la importancia dada al aprendizaje y desarrollo psicosexual durante la infancia (oportunidad de juegos sexuales, educación proteccionista, actitudes aprendidas) y su influencia en la vida adulta, quedando demostrado que las experiencias y vivencias afectivas y sexuales premórbidas son decisivas para un posterior reajuste psicosexual.

Otro criterio muy relacionado también con la etiología alude al carácter estático o progresivo de una discapacidad, por su influencia en la autoestima de la persona y en sus relaciones de pareja.

En este caso, las D. F progresivas son tremendamente impactantes, generando tanto en la persona como en su pareja, reacciones emocionales como miedo, ira, depresión, frustración, implicando graves desajustes en la sexualidad en todos sus aspectos.

Por otro lado, el grado de evidencia de la lesión o enfermedad es un criterio importante para entender hasta qué punto la persona con discapacidad se considera a sí misma como un ser sexuado, con necesidades y deseos. Hace alusión a la localización o zona afectada y al grado de notoriedad y de afectación visible.

La transmisión social de lo considerado "normal" o "anormal" en sexualidad ha sido bastante reduccionista y, por supuesto, las personas con minusvalías no entran en el cliché normativo y mucho menos si sus deficiencias son bastante evidentes a los ojos de la sociedad (parálisis cerebral, lesión medular, enfermedades neuromusculares). Por otra parte, los mensajes de "asexuados" o "no necesitados de", van generando en la persona discapacitada una conciencia de infravaloración de su propia imagen y su capacidad sexual, reforzándose de esta manera los mitos en tomo al minusválido.

En función de los criterios expuestos, se reseña una clasificación de las Discapacidades Físicas o (D.F), que atendería a tres grupos principalmente:

- D. F. de nacimiento o adquiridas durante la infancia temprana (lesión cerebral, espina bífida, ceguera, cardiopatías).
- D. F. adquiridas después de la pubertad, pero que no son progresivas (lesión medular, amputaciones, poliomielitis).
- D. F. adquiridas después de la pubertad, pero que son progresivas (distrofia muscular, esclerosis múltiple, nefropatías terminales).

Queda patente pues, la variedad de trastornos, enfermedades o lesiones que generan una discapacidad. El abordaje exhaustivo de todos ellos es una tarea complicada. Nos centraremos en aquellas que consideramos más significativas por su mayor nivel de incidencia o por disponer de mayores estudios e investigaciones.

Es de interés el ahondar más a la sexualidad de las personas con D.F se hace necesario precisar que no existen suficientes datos, estudios e investigaciones, sobre todo de carácter longitudinal, que nos lleven a predecir exactamente cómo se verá afectada la dimensión sexual. Se han realizado acercamientos y se ha puesto de manifiesto cómo determinadas lesiones o enfermedades afectan a la fisiología del ciclo de respuesta sexual (problemas de erección, de orgasmo. falta o dificultad en la lubricación, problemas con la eyaculación). Pero es difícil su sistematización al depender de otros factores o variables; o bien a la propia lesión (alcance de la misma, afectación concreta), o a características de la propia persona (nivel de maduración, afrontamiento hacia la enfermedad, grado de adaptación a la situación, nivel de información), junto con el entorno en el que se desenvuelve. Todas estas circunstancias hacen difícil establecer predicciones o dar consejos estandarizados, aspecto que retomaremos posteriormente.

A continuación se pasa a la descripción, Según Fernández, Herrera, L (2002) las posibles repercusiones y alteraciones en la esfera sexual. Algunas son menos limitantes, afectando básicamente a los aspectos mecánicos de la relación, por limitación de movimiento, espasmos o debilidad muscular. Aunque por el grado de notoriedad llevan implícitas una serie de variables psicológicas que la complican. Otras, como la lesión medular. Reducen drásticamente el horizonte sexual al quedar afectada la fisiología de la respuesta sexual, resultante bastante traumatizante por el modelo de sexualidad imperante en nuestra cultura (p.99).

Parálisis cerebral

La parálisis cerebral es el resultado de un fallo en el desarrollo, o de un daño

En algunas células cerebrales por diversas causas: accidentes, malformaciones fetales, partos, etc. Dependiendo de la localización cerebral del parecer distintas alteraciones, como problemas de coordinación de movimientos, espasmos y rigidez, problemas en la audición y visión, problemas de lenguaje (conversación difícil), entre otros. Aparece, pues, una variedad de situaciones en función de la afectación.

A nivel sexual, no hay afectación directa de los órganos genitales: su libido permanece intacta, aunque el desempeño de conductas sexuales puede resultar algo incómodo por las limitaciones de movimiento, siendo especialmente dificultoso si la atetosis (movimientos torpes e incontrolados) o los espasmos (movimientos de manos, pies, piernas, rígidos y torpes) son graves.

SEXUALIDAD EN EL DISCAPACITADO FISICO

Sus vivencias y manifestaciones eróticas estarán de algún modo mediatizadas por estas características, que se verán solventadas si la persona busca sus modos propios de expresión sexual. Sin embargo, los mayores problemas se relacionan con el establecimiento de parejas, por las dificultades de socialización presente en algunas personas.

La realidad sexual es diversa, desde personas con una vida sexual óptima y placentera, en pareja o no, hasta aquellas que, por su propia deficiencia y sobre todo por la educación y mensajes recibidos, no se han permitido reconocerse y vivirse como personas sexuadas. Los prejuicios sociales y los estereotipos han marcado la expresión de la sexualidad de estas personas, eliminando su derecho a la salud sexual.

Secuelas de poliomielitis

La poliomielitis es una enfermedad viral, hoy en día mucho menos frecuente y que afecta a la médula, aunque sólo a la función motora y no a la sensitiva. Las secuelas suelen ser permanentes, variadas, pues el virus no tiene patrón fijo de ataque, y en algunos casos altamente limitativas.

Dentro de las discapacidades físicas motrices, las secuelas de poliomielitis constituyen una de las más frecuentes, al menos entre la población que acude a los servicios sociales. Sin embargo, cuenta con pocos estudios sobre sus repercusiones en la esfera sexual. Grosso modo cabe destacar que, al no estar afectada la función sensitiva, las sensaciones no quedan anuladas, ni tampoco la capacidad de excitación y respuesta orgásmica. Se podría destacar pues, en líneas generales, que la mayoría de las personas con este tipo de discapacidad no tienen dificultades fisiológicas en su funcionamiento sexual.

En caso de que la extensión de la parálisis sea importante, sí que limita de forma significativa la actividad física, apareciendo problemas relacionados con los aspectos mecánicos de la relación: posturas, libertad de movimientos, alteraciones en la fisiología de la respuesta sexual (si existiese lesión medular), aspecto que desarrollaremos de forma más detallada posteriormente.

En otras ocasiones, suelen aparecer problemas sexuales de origen psicógeno, debidos a problemas emocionales relacionados con la minusvalía (impacto por deterioro de la imagen corporal, dependencia física a causa del impedimento, inseguridad ante situaciones sexuales, etc.).Por otro lado, es necesario destacar la incidencia negativa que han supuesto para numerosas personas, los largos períodos de hospitalización por las continuas intervenciones quirúrgicas a las que se han tenido que someter. El deterioro corporal, la percepción de un cuerpo "mutilado", dejan una huella profunda, afectando a la imagen corporal y a la propia autoestima. A esto se añaden problemas afectivos por el alejamiento tan traumático de su propio entorno familiar y social.

Distrofia muscular

Hace referencia a un conjunto de enfermedades crónicas y hereditarias, con la característica común de debilitamiento y degeneración progresiva de los músculos, en diversos grados, debido a un defecto genético en el metabolismo. La afectación a nivel sexual deriva precisamente de estas circunstancias, presentando problemas de limitación de movimiento. Cuando la distrofia es miotónica, la atrofia muscular viene acompañada normalmente con cierta incapacidad para la relajación muscular después de una contracción (miotonía), generando, además de las ya comentadas, verdaderas dificultades durante la actividad sexual, al estar excesivamente "agarrotados". Los varones afectados presentan atrofia testicular, deficiencia de producción de testosterona y baja espermatogénesis, ocasionando problemas de infertilidad y de deseo sexual. Estas características van a influir, evidentemente, en las vivencias sexuales de este colectivo, aunque en ningún caso las anula. La imaginación, la inventiva y la relajación, son elementos que ayudan a un desenvolvimiento sexual óptimo y satisfactorio.

Miastenia

Es una enfermedad crónica, que viene caracterizada por una

debilidad muscular y fácil fatigabilidad si se repiten esfuerzos musculares. Por este motivo, este tipo de personas enfermas son incapaces de mantener actividad sexual por mucho tiempo debido al esfuerzo que ello supone. En estos casos, las dificultades decrecen cuando se dejan períodos de descanso entre las relaciones sexuales y recomendando a la persona afectada que adopte posturas físicas más pasivas que le supongan poco o nada de esfuerzo. En definitiva, se trataría de buscar nuevas formas de obtener placer a nivel individual o en pareja y conseguir que la vida sexual sea satisfactoria, jugando siempre con las posibilidades que las personas tenemos a nuestro alcance.

Lesión medular

Las personas afectadas por una lesión medular constituyen uno de los grupos
De discapacitados que más ha sido estudiado, debido al impacto y las consecuencias tan devastadoras que supone la enfermedad en la vida del individuo que la padece.

La lesión medular se describe como una conmoción. Compresión, laceración o sección de la médula 1995b), que produce alteración o pérdida de la función neurológica por debajo de la lesión y que se traduce clínicamente en una serie de síndromes en función del nivel de la lesión (cervical, dorsal) y del grado de extensión de la misma (lesiones completas o incompletas, transversales o longitudinales). Los síntomas asociados son generalmente parálisis motora por debajo del nivel de la lesión, pérdida o alteración de la sensibilidad, trastornos de la función vesical, trastornos del tracto intestinal. Trastornos en la función sexual, entre otros.

Dada la complejidad de esta discapacidad, se sintetizan de forma esquemática (basándonos en Bravo Payno. 1987) las distintas tipologías para poder comprender, posteriormente. Las repercusiones en la esfera sexual.

En relación a la etiología:

- Médicas: secundarias a enfermedades médicas (polio, tumores, esclerosis en placa, etc.) o bien de origen congénito (espina bífida).

- Traumáticas: accidentes de diverso tipo. Como caídas, deportivos, de tráfico, constituyendo estos últimos una de las causas más frecuentes de lesión medular, sobre todo en varones, y que por desgracia, presentan un aumento progresivo.

En relación a la extensión de la lesión:
- Lesiones completas: parálisis total de la función motora y pérdida de la sensibilidad afectando a las cuatro extremidades (tetraplejías) o a las extremidades inferiores (paraplejías).

- Lesiones incompletas:
Existencia de algún grado de pre-sensación motora y/o sensitiva por debajo del nivel de la lesión.

En relación a síntomas asociados:

- Parálisis espásticas. Con musculatura rígida, movimientos reflejos desordenados y dificultades para la movilización pasiva.

- Parálisis flácidas. Con musculatura blanda, sin dificultad de movilización pasiva y sin movimientos reflejos, produciéndose a largo plazo atrofia muscular.

A nivel general, las consecuencias de una lesión mellar diferirán en función del daño neurológico y del origen de la misma. Apuntábamos que la mayoría de las personas con este tipo de problemas han sufrido accidentes, lo que significa que antes de adquirir la lesión se desenvolvían con un estilo y un proyecto determinado de vida, que se rompe tan drásticamente que cuesta tiempo asimilar y adaptarse de nuevo a una realidad hasta ahora desconocida y desconcertante. Esto supone, además de la conmoción, un replanteamiento y un reaprendizaje en todos los niveles: familiar, psicológico, corporal, esfinteriano. De pareja, profesional. Social y sexual.

Aproximándonos a la sexualidad de las personas con lesión medular, se destacan distintas repercusiones en diferentes niveles:

- Alteraciones en los aspectos mecánicos de la relación por problemas de libertad de movimiento, espasmos, incontinencia de esfínteres.

- Trastornos sexuales por alteración de la fisiología de la respuesta sexual.

En hombres:

- Disfunción eréctil en grados variables, en cuanto a rigidez y duración de la erección. Dependiendo del nivel de la lesión y de la extensión de la misma. Aparecen erecciones mecánicas, principalmente en lesiones altas, no sentidas por el paciente y desencadenada generalmente de forma casual por estimulación directa (lavado del glande, sondeo, estimulación manual). Habitualmente la calidad es buena, pero la erección dura mientras dure el estímulo. Si el centro sacro, elaborador de arcos reflejos está dañado, la erección es psicógena, generalmente de mala calidad, al aparecer una simple turgencia del pene. Generalmente las lesiones bajas se asocian a mayor disfunción.

- Trastornos de la eyaculación. Al ser ésta un reflejo sumamente complejo e integrado, siempre va a quedar alterada de una forma u otra pudiendo aparecer eyaculación babeante, retrógrada o bien ausencia de la misma, provocando problemas de infertilidad.

- Trastornos del orgasmo, no existiendo orgasmo fisiológico, o bien presentándose acompañado de disreflexia autónoma (incluye síntomas como sudoración. dolor de cabeza, taquicardia), que hace referencia a una condición refleja patológica. La médula, a pesar de estar desconectada de los centros cerebrales, continúa generando respuestas autónomas, con la circunstancia de no ser reguladas o inhibidas a nivel cortical. Se han descrito en este tipo de pacientes la capacidad de respuestas paraorgásmicas, al obtener placer intenso y estados de excitación con aquellas panes del cuerpo que han escapado a la lesión.

- El deseo sexual tiende a normalizarse progresivamente después de la fase aguda.

En mujeres:

A diferencia del hombre, no existen suficientes estudios que incidan en el conocimiento sobre la fisiología de la respuesta sexual en la mujer con lesión medular: sin embargo, las investigaciones se han centrado fundamentalmente en problemas relacionados con la menstruación, embarazo y parto. Esto es debido, principalmente, al papel pasivo otorgado a la mujer en sus encuentros eróticos y al estricto guión coitalista que predomina en las relaciones sexuales. Como se da la circunstancia de que una mujer con lesión medular, por lo general puede recibir la inserción de un pene en su vagina, independientemente del placer obtenido, pareciera que los problemas sexuales de éstas son menores que los de un hombre impotente, el cual manifiesta signos extremos, evidentes y cuantificables de su alteración.

Centrando los trastornos sexuales pueden aparecer:

- Trastornos en la excitación. Con dificultades para la lubricación vaginal y para la Vasocongestión pélvica.

- Trastornos del orgasmo por anestesia genital; la plataforma orgásmica (retracción del clítoris, engrosamiento de labios menores, cambios en el color, etc.) tampoco se forma cuando en la lesión hay implicación de la zona sacra. El hecho de no tener conciencia del orgasmo genital, no impide la obtención de vivencias placenteras al conseguir respuestas paraorgásmicas estimulando otras zonas erógenas que han quedado por encima de la lesión. Asimismo, por lo general cuando se trata de lesiones incompletas, el orgasmo va asociado a una disreflexia autónoma que desaparece en el momento en que se acaba con la estimulación.

- El deseo sexual no tiene por qué sufrir alteraciones, tendiendo a normalizarse progresivamente después de la fase aguda.

- Perturbaciones de la imagen corporal

Las secuelas de la lesión medular representan una amenaza a la imagen corporal, por los cambios tan profundos que sufre el cuerpo y por los mensajes sociales tan negativos que se asocian a la discapacidad (mutilación, deterioro, fealdad). Además, el tremendo sentimiento de pérdida de control de determinadas funciones corporales como el orinar, defecar, caminar, desplazarse, asir, etc.

junto a determinados aparatos como la silla o la sonda que tienen que incorporarse a la nueva imagen corporal, sitúan al individuo ante una nueva percepción y sentimientos sobre sí mismo como un ser diferente de los demás, a reconocerse en esta nueva realidad y a aceptarse. Ineludiblemente estos aspectos influirán decisivamente en su autoestima sexual (Weinberg. 1982).

Alteraciones en la Vida de pareja

La lesión medular adquirida supone, tanto para la persona como para la pareja, un
Gran impacto, una gran crisis que exige cambios importantes y renovación de todos, aquellos pactos explícitos o implícitos, variando todas las referencias. El reaprendizaje por parte de ambos miembros de la pareja en todas las áreas de la vida en general, y a nivel sexual en particular, es una labor continua en estos casos.

Sin embargo, cuando el establecimiento de la relación es posterior a la lesión, o cuando ambos miembros son personas discapacitadas, se establecen formas de convivencia sobre bases ya conocidas, quedando minimizado el miedo y la incertidumbre.

Distintos tipos de compromiso genitales de acuerdo al tipo y lugar de la lesión

Dechesne B. (1985) realizo una revisión de la literatura en relación a la sexualidad de la mujer lesionada medula. Se estudió la respuesta sexual de la lesionada medular dependiendo del nivel de la lesión arriba de T10, entre T10 y T12 y distante de T12. La innervación genito- sexual parecía la misma en el hombre que en mujer. La conducta sexual estaría determinada por varias condiciones neuro - psicológicas

El centro medular sacro S2 S3 S4 informa sobre la sensibilidad genital.
Distintos reflejos se pueden evaluar para ver el compromiso de estas zonas:

♦ El reflejo de Rossino o flexión de los dedos del pie, en respuesta al golpe en la planta del pie informa sobre la actividad del S2]

♦ El reflejo bulbo cavernoso en relación al clítoris refleja la actividad S3

♦ El reflejo anal refleja la actividad del S4.

Los labios menores y mayores están bajo el control del nivel S3 S4 - La vagina está en el nivel medular S3. La sensibilidad puede estar conservada en el fondo de la vagina pero los genitales externos están anestesiados.

La pérdida de sensibilidad es total en los órganos internos en pacientes con lesión completa de del cordón espinal por encima de la T10

Durante el estado de relajación en la mujer lesionada medular se pueden observar: insensibilidad en el área genital, déficit motor voluntario, disturbios reflejos perineales. La pérdida de sensibilidad en los órganos internos es total en pacientes con lesión completa del cordón medular arriba de la T10 y sólo parcial cuando la lesión es incompleta entre la T12 y la L1, esta sensibilidad parcial en los órganos externos es acompañada de pérdida de sensación de los genitales externos.

La sensibilidad en el área genital externa está conservada cuando el cordón medular entre S2 y S5 están intactos y se conecta con la percepción consciente. La capacidad motora voluntaria en el piso pelviano solo se conserva en pacientes que tienen lesión parcial en la región S2-S5.

La espasticidad de los músculos del piso pelviano y del elevador del ano puede ser demostrado y especialmente el constrictor vulvar durante la estimulación anal y clitoridiana Tal espasticidad es el resultado de una lesión incompleta de la médula o en los casos con lesión completa debe haber distancia del cono medular y de la cola de caballo. Este dato sobre sensibilidad, fuerza motora voluntaria y reflejos perineales puede ser usado para establecer la red de inervación en este área. La fase siguiente de la respuesta sexual nos posibilita entender el sistema autonómico complementario.

Durante la fase de excitación, la lubricación vaginal, el entumecimiento del clítoris y la congestión de los labios, son debidos al SNP. Existe ausencia de lubricación tanto refleja como psicógena cuando la lesión está entre la T10 -T12.

Lubricación psicógena cuando la lesión está abajo de T12 indica el compromiso del S.N.P. en esta respuesta.

Las mujeres con lesiones completas arriba de la T10 pueden percibir sensaciones acompañando la fase de excitación, si bien estas sensaciones no son iguales que las previas a la lesión.

Orgasmo: en pacientes con lesiones completas en niveles altos, el orgasmo puede sentirse con manifestaciones de hiperreflexia (severa hipertensión).una paciente con lesión completa de T3 refirió no desear llegar a ese punto por miedo y disconford. La sensación orgásmica está ausente en mujeres con lesiones entre T10-T12.

Algunas mujeres son capaces de concentración mental sobre sus genitales durante el coito y al ser estimuladas en zonas no comprometidas alcanzan sensaciones placenteras de orgasmo fantasma.

Para Pose F (1991) "la capacidad psíquica de una vida rica de fantasía es importantísima para el logro y el desarrollo de un acceso a la sexualidad gozosa" (p.27).

Smith y Bodner (2,3, 16, 65, 66, 67, 68) en "Disfunción sexual luego de la lesión medular" (Ohio 1993).

Analizan las características de las erecciones reflejas y psicógenas. La función sexual en relación a datos del examen clínico del nivel de la lesión

ERECCIONES REFLEJAS

- Producidas por la estimulación del pene.
- Ocurren independientemente de la estimulación erótica o de los pensamientos.
- Necesita que estén intactas las metámeras S2 - S4 (arco reflejo sacro).
- Están generalmente preservadas en las lesiones superiores a la L2.

ERECCIONES PSICÓGENAS

- Mediadas por el sistema nervioso simpático
- Producidas por pensamientos y estimulación erótica.
- Ocurren independientemente de la estimulación directa del pene.
- Necesita que esté intacto el reflejo torácico lumbar.
- Frecuentemente se pierden con lesiones en los niveles torácico y cervicales

Nivel Lesional	Efecto Sobre el Intestino	Tono Uretral	Tono Anal	Reflejo Bulbo Cavernoso	Función Sexual
Cola de Caballo o Cono Medular	Flacidez	Ausente	Ausente O Disminuido	Ausente O Disminuido	**Hombres:** Comúnmente sin erecciones reflejas Raro erecciones Psicógenas Eyaculación Rara **Mujeres:**

					Lubricación vaginal rara
					Generalmente fértiles
					Hombres:
					Predominan erecciones reflejas
					Erecciones Psicógenas ausentes
Torácico Cervical	Refleja	Espástica	Presente	Presente	Eyaculación ocasional
					Mujeres:
					Lubricación vaginal por Reflejo genital.
					Fertilidad presente.
					Sensación de labor de parto ausentes

DATOS DEL EXÁMEN CLÍNICO

NIVEL DE LA LESIÓN	DURANTE EL SHOCK ESPINAL	LUEGO DEL SCHOK	
		COLA DE CABALLO	TORAXICO / LUMBAR
Sensación perineal	Ausente/disminuido	Ausente /disminuido	Ausente
Reflejo Bulbocavernoso	Ausente/disminuido	Ausente /disminuido	Presente
Tono rectal	Ausente/disminuido	Ausente /disminuido	Aumentado
Erecciones penianas reflejas	Ausente/disminuido	Ausente /disminuido	Presente
Contracciones intestinales espontáneas	Ausente	Ausente	Presente

CAPITULO 4 EVALUACION DEL DISCAPACITADO FISICO Y MEDIDAS DE INTERVENCION PARA MEJORAR SU CONDICION A NIVEL SEXUAL

Después de repasar de forma concisa el estado físico y psicológico del afectado y su pareja, podemos comentar resumidamente, las medidas disponibles en la actualidad para optimizar su sexualidad. En primer lugar se procede a una exhaustiva evaluación médica de sus posibilidades haciendo uso de las siguientes herramientas:

- Evaluación y anamnesis médica.
- Evaluación psicológica.
- Medición de potenciales excitatorios mediante fotoplestimografía.
- Medición de potenciales evocados.
- Potenciales evocados somatosensoriales de clítoris (M.Morais, 1994).
- Medición del reflejo bulbo cavernoso (varones)

Una vez realizado el diagnóstico, desde la medicina han surgido distintas posibilidades terapéuticas. De forma sucinta, en caso de disfunción eréctil, se puede aplicar inyecciones intracavernosas, entre las cuales está dando mejores resultados la prostaglandina cuya utilización se ha facilitado con la comercialización de los lápices de autoinyección En esta línea se está investigando la implantación abdominal de depósitos de papaverina y la colocación de estimuladores de raíces sacras (Windale, Vidal, 1992).

También se puede emplear aparatos succionadores de pene, que han demostrado una eficacia considerable independientemente de que el sistema utilizado sea el Erecaid o Sinergist. Si ninguno de estos métodos resultan satisfactorios para el paciente, se puede implantar una prótesis peneana.

Cuando el problema radica en la anorgasmia y ausencia de eyaculación, se puede administrar Fenilpropanolamina y cisproheptadina. Más auto estimulación. De no obtener resultados, se procedería al uso de vibradores que suelen provocar la eyaculación en algunos tipos de lesión medular incompleta. Ante la imposibilidad de obtener el eyaculado por los métodos descritos, se inyectaría en el ámbito subcutáneo fisostigmina o bien se procedería a la electroestimulación anal, para como última opción, hacer una retirada quirúrgica de espermatozoides si el paciente pretende procrear.

Más limitaciones existen para el tratamiento de las disfunciones sexuales de la mujer discapacitada. Para la anorgasmia, no se dispone de estrategias médico-quirúrgicas. Para los vaginismos producidos por espasticidad, se intenta el uso de lubricantes y mío relajantes que suelen servir de poco. Si no hay respuesta se pasa una ampliación quirúrgica.

Una vez repasados los aspectos médicos del tratamiento, no se debe olvidar que el nivel de adaptación del afectado y el grado de asunción del nuevo esquema corporal, son más importantes para la adaptación sexual en pareja, que la propia respuesta genital, por tanto, desde la Psicología y la Sexología hay que intervenir de forma contundente y precoz.

En líneas generales, lo primero será conseguir que la persona afectada por una discapacidad no se convierta en víctima de sí misma, que conozca y asuma sus limitaciones sin caer en los mecanismos antes citados. Si no tiene pareja procederemos a instaurar alguna de las terapias para disfunciones sexuales a nivel individual, al estilo propuesto por Reynols (1990).

Cuando exista convivencia con otra persona la pareja del discapacitado debe contribuir a que el afectado no sufra un proceso de inadaptación al nuevo esquema.

Una regla de oro, quizá la más importante, radica en mantener un buen nivel de comunicación en todo momento. De hecho, los mayores problemas surgen a partir de las inferencias sobre los estados afectivos del otro, que hacen ambos miembros de la pareja.

La mejor estrategia, sin duda, será apoyar e insistir al afectado para que se integre en un programa de rehabilitación en el que participarán de forma activa ambos. En algunos países como Suecia e Israel, existen centros de rehabilitación sexual donde personas con minusvalías leves, junto con otros profesionales, enseñan y ayudan a mantener relaciones sexuales a discapacitados que no pueden por sí mismos.

En este sentido, durante el Congreso organizado por la Sociedad Israelí de Rehabilitación en Tel Avid (1992), R. Alón, sexóloga que trabaja con personas incapacitadas, destacaba la eficacia de la 'Sexual Surrogate Therapy' en personas con minusvalías.

También es muy importante la creación de grupos de apoyo y redes sociales para la mejor adaptación del discapacitado, facilitando el encuentro y contacto con otras personas. Con este objetivo, funciona el programa inglés 'The Outsiders club'; Club social de discapacitados, donde pueden hacer amistades e incluso formar parejas.

En el Instituto Andaluz de Sexología realiza un programa integral de rehabilitación sexual, que si bien no es ahora el momento más adecuado para precisarlo, de forma abreviada consta de los siguientes niveles:

Ejercicios y tareas encaminadas para asumir el nuevo esquema corporal, a nivel individual.

- Trabajo del esquema corporal de grupo.
- Técnicas de relajación.
- Ejercicios para incrementar la capacidad de abandono.
- Gimnasia sexual (técnicas de acoplamiento)
- Autosensibilización, sensibilización y ampliación sensorial.
- Habilidades sociales para la intercomunicación y la seducción.

Con la aplicación de esto se ha podido constatar que este programa de intervención ayuda realmente a optimizar la sexualidad del minusválido

BENEFICIOS DEL SEXO

1. El sexo es un tratamiento de belleza. Pruebas científicas han Comprobado que cuando la mujer tiene relaciones produce gran cantidad de estrógeno, lo que vuelve el pelo brillante y suave.

2. Hacer el amor suave y relajadamente reduce las posibilidades de sufrir dermatitis, espinillas y acné. El sudor producido limpia los poros y hace brillar tu piel.

3. Hacer el amor quema todas esas calorías que acumulaste en esa cena romántica.

4. El sexo es uno de los deportes más seguros. Fortalece y tonifica casi todos los músculos del cuerpo. Es más agradable que nadar 20 vueltas y no necesitas zapatillas especiales

5. El sexo es una cura instantánea para la depresión. Libera endorfinas en el flujo sanguíneo, creando un estado de euforia y dejándote con un sentimiento de bienestar.

6. Mientras más sexo tengas más posibilidades tienes de tener más. Un cuerpo activo sexualmente contiene mayor cantidad de feromonas. Este sutil aroma excita al sexo opuesto

7. El sexo es el tranquilizante más seguro del mundo. ES 10 VECES MÁS EFECTIVO QUE EL VALIUM.

8. Besarse todos los días permite alejarse del dentista. Los besos ayudan a la saliva a limpiar los dientes y disminuye la cantidad de ácido que causa el debilitamiento del esmalte.

9. El sexo alivia los dolores de cabeza. Cada vez que haces el amor se alivia la tensión de las venas del cerebro.

10. Hacer mucho el amor puede despejar una congestión nasal. El sexo es un antihistamínico natural. Ayuda a combatir el asma y las alergias de primavera.

CAPITULO 5 OBJETIVOS DEL TRATAMIENTO Y TRATAMIENTO

Es a partir de este punto donde se realiza la presente propuesta para la ejecución del manual y así cumplir con todos los requerimientos de los pacientes discapacitados físicos que presenten estos problemas.

La propuesta comprende: diagnóstico, objetivos del tratamiento, características del plan de tratamiento, medios del tratamiento, que se utilizarán para el logro del objetivo general de este proyecto

El tratamiento médico fisioterapéutico propuesto en el manual se dirige específicamente a ejercicios específicos para el entrenamiento del suelo pélvico y de los músculos pubococcigeos y genitales. Al igual se propone la utilización de electroestimulación para el fortalecimiento y reeducación muscular

Se debe acotar que el manual está diseñado para ser un medio guía informativo general, pudiendo ser modificado a criterio de cada fisioterapeuta tomando en cuenta las condiciones físicas, patologías de base para individualizar cada tratamiento, y así cumplir el objetivo final de dicho plan.

Dentro de las condiciones óptimas para el abordaje de estos

pacientes discapacitados y con afectación a nivel sexual se debe contar con un equipo multidisciplinario, formado por Médico Ginecólogos, Urólogos, Sexólogos, Psicólogos y Fisioterapeutas.

OBJETIVOS DEL TRATAMIENTO:

- Fortalecer el suelo pélvico y los músculos Pubococcigeos
- Mejorar sensibilidad.
- Reorientar el esquema corporal
- Reeducar las posturas sexuales y técnicas de acoplamiento.
- Estimular la confianza, motivación y seguridad del paciente en sus actividades

TRATAMIENTO MEDICO - FISIOTERAPEUTICO:

Una vez realizado el diagnóstico, desde la medicina han surgido distintas posibilidades terapéuticas. De forma sucinta, en caso de disfunción eréctil, se puede aplicar inyecciones intracavernosas, entre las cuales está dando mejores resultados la prostaglandina cuya utilización se ha facilitado con la comercialización de los lápices de autoinyección En esta línea se está investigando la implantación abdominal de depósitos de papaverina y la colocación de estimuladores de raíces sacras (Windale, Vidal, 1992, P.65).

También se puede emplear aparatos succionadores de pene, que han demostrado una eficacia considerable independientemente de que el sistema utilizado sea el Erecaid o Sinergist. Si ninguno de estos métodos resultan satisfactorios para el paciente, se puede implantar una prótesis peneana.

Cuando el problema radica en la anorgasmia y ausencia de eyaculación, se puede administrar Fenilpropanolamina y cisproheptadina. Más auto estimulación. De no obtener resultados, se procedería al uso de vibradores que suelen provocar la eyaculación en algunos tipos de lesión medular incompleto. Ante la imposibilidad de obtener el eyaculado por los métodos descritos, se inyectaría en el ámbito subcutáneo fisostigmina o bien se procedería a la electroestimulación anal, para como última opción, hacer una retirada quirúrgica de espermatozoides si el paciente pretende procrear.

Más limitaciones existen para el tratamiento de las disfunciones sexuales de la mujer discapacitada. Para la anorgasmia, no disponemos de estrategias médico-quirúrgicas. Para los vaginismos producidos por espasticidad, podemos intentar el uso de lubricantes y mío relajantes que suelen servir de poco. Si no hay respuesta pasamos a una ampliación quirúrgica.

Una vez repasados los aspectos médicos del tratamiento, no debemos olvidar que el nivel de adaptación del afectado y el grado de asunción del nuevo esquema corporal, son más importantes para la adaptación sexual en pareja, que la propia respuesta genital, por tanto, desde la Psicología y la Sexología debemos intervenir de forma contundente y precoz.

En líneas generales, lo primero será conseguir que la persona afectada por una discapacidad no se convierta en víctima de sí misma, que conozca y asuma sus limitaciones sin caer en los mecanismos antes citados. Si no tiene pareja procederemos a instaurar alguna de las terapias para disfunciones sexuales a nivel individual, al estilo propuesto por Reynols (1990).

Cuando exista convivencia con otra persona la pareja del discapacitado debe contribuir a que el afectado no sufra un proceso de inadaptación al nuevo esquema.

Una regla de oro, quizá la más importante, radica en mantener un buen nivel de comunicación en todo momento. De hecho, los mayores problemas surgen a partir de las inferencias sobre los estados afectivos del otro, que hacen ambos miembros de la pareja.

De todas formas la mejor estrategia, sin duda, será apoyar e insistir al afectado para que se integre en un programa de rehabilitación en el que participarán de forma activa ambos. En algunos países como Suecia e Israel, existen centros de rehabilitación sexual donde personas con minusvalías leves, junto con otros profesionales, enseñan y ayudan a mantener relaciones sexuales a discapacitados que no pueden por sí mismos.

En este sentido, durante el Congreso organizado por la Sociedad Israelí de Rehabilitación en Tel Avid (1992), R. Alón, sexóloga que trabaja con personas incapacitadas, destacaba la eficacia de la 'Sexual Surrogate Therapy' en personas con minusvalías (p.55).

También es muy importante la creación de grupos de apoyo y redes sociales para la mejor adaptación del discapacitado, facilitando el encuentro y contacto con otras personas. Con este objetivo, funciona el programa inglés 'The Outsiders club'; Club social de discapacitados, donde pueden hacer amistades e incluso formar parejas.

En el Instituto Andaluz de Sexología se realiza un programa integral de rehabilitación sexual, que si bien no es ahora el momento más adecuado para precisarlo, de forma abreviada consta de los siguientes niveles:

Ejercicios y tareas encaminadas para asumir el nuevo esquema corporal, a nivel individual.

o   Trabajo del esquema corporal de grupo.
o   Técnicas de relajación.
o   Ejercicios para incrementar la capacidad de abandono.
o   Gimnasia sexual (técnicas de acoplamiento)
o   Autosensibilización, sensibilización y ampliación sensorial.
o   Habilidades sociales para la intercomunicación y la seducción.

Con la aplicación de esto se ha   podido constatar que este programa de intervención ayuda realmente a optimizar la sexualidad del minusválido

Ejercicios de Kegel para una satisfactoria relación sexual

Una vagina sana es la que es fuerte y flexible al mismo tiempo. Además de dilatar y estirar los músculos de la zona pélvica y vaginal, también deben fortalecerse. La vagina de una virgen es tensa porque tiene los músculos atrofiados, pero no porque sean fuertes. Si estos músculos no se fortalecen al ser estirados, puede que no desarrollen nunca la capacidad de agarrar cosas insertadas. El no fortalecerlos hace que disminuya el roce entre las paredes vaginales y todo lo que se inserte entre ellas, puede tener como consecuencia que una penetración vaginal no sea tan satisfactoria como podría llegar a ser para los dos miembros de la pareja.

La mujer joven debe aprender y habituarse a llevar a buen fin los ejercicios de Kegel. Cuando se acostumbra a hacerlo mientras orina y se haya aprendido a reconocer si los músculos están tensos y relajados, puede empezar a practicar cuando no esté orinando, durante el horario de clase, o en el lugar de trabajo, o mientras conduce un auto o va en bicicleta, también mientras habla por teléfono o mira la televisión.

Poder relajar los músculos será muy útil cuando una pareja inserte su(s) dedo(s) o pene, también cuando un especialista necesite inspeccionar con sus dedos o una herramienta durante un examen ginecológico. Mantener estos músculos pélvicos fuertes puede aumentar la intensidad del orgasmo.

Debido a que los músculos vaginales de la mujer no están directamente controlados, hay cierta dificultad para controlarlos y desarrollarlos. La mejor manera para prepararlos para mantener una relación sexual es usándolos. Para ello debe insertarse algo en la vagina para que lo agarre. La primera forma de relajarlos es relajando totalmente el cuerpo, una vez que está relajada la mujer y la vagina vacía, probablemente todos sus músculos vaginales lo estén también. Una vez se encuentre en estado absoluto de relajación, para comprobar se puede insertar un dedo en la vagina, debe sentir la vagina, notar que atraviesa sus músculos y la toca por dentro. Las paredes vaginales no son lisas, se componen de muchos pliegues pequeños o arrugas, porque deben de poder ajustarse al pasaje de la cabeza de un bebé

Pasos para la ejecución correcta de los ejercicios del piso pélvico

- Cuando se comienza a sentir deseo de orinar intente parar o retardar la corriente de la orina sin tensar los músculos de sus piernas, nalgas o abdomen. Es muy importante no utilizar estos músculos porque solamente los músculos pélvicos del piso ayudan con control de la vejiga.

- Cuando se logra retardar o parar la corriente de la orina, se ha situado los músculos correctos. Se siente la sensación de los músculos que tiran del interior y hacia arriba. Luego de esto:

- Se vacía la vejiga.

- Contraiga los músculos de la vagina durante tres segundos y relaja. Repetir 10 veces.

- Contraiga y relaje lo más rápido que se pueda. Repetir 25 veces.

- Imagine que sujetas algo con tu vagina, mantén esta posición durante 3 segundos y relaja. Repetir 10 veces.

- Imagina que lanzas un objeto con tu vagina, mantén la posición durante 3 segundos y relaja. Repetir 10 veces.

- Estos ejercicios hay que realizarlos tres veces al día.

Modo de realizar los ejercicios:

- ❖ Tumbada en el suelo en el suelo con las rodillas dobladas y las plantas de los pies cara a cara.
- ❖ Se mantienen los músculos del estómago y de la vagina en posición relajada.
- ❖ Se trata de imaginar mentalmente las paredes interiores de la vagina e intentar acercarlas contrayendo los músculos.
- ❖ No se debe flexionar los músculos del estómago ni presionar los glúteos.
- ❖ Contrae lentamente contando hasta diez.
- ❖ Se mantienen los músculos contraídos con la vagina cerrada contando hasta diez.
- ❖ Continuar la contracción, contando hasta diez.
- ❖ Relajar contando hasta diez y volver a empezar.
- ❖ El ejercicio debe hacerse durante diez minutos.

Si se quiere saber si están realizándose bien los ejercicios, después de unos cuantos días haciéndolos, se debe colocar un dedo o dos entre los músculos de la vagina y contrae, debe notar que la vagina comienza a estrecharse.

Se pueden realizar en cualquier momento y lugar. Gran parte del público prefiere hacerlos acostado o sentado en una silla. Tras un plazo de 4 a 6 semanas se debe advertir una mejoría. En algún caso pueden transcurrir hasta 3 meses para notar cambios. Cuanto más se practique más eficaces son los ejercicios en los músculos.

Durante la ejecución de los ejercicios no deben sentir molestias ni en el abdomen ni en la espalda, si esto sucede es que se están realizando de forma incorrecta los ejercicios. Hay quien contiene la respiración o aprieta el tórax mientras contrae los músculos del piso pélvico, no es recomendable, lo correcto es que se relaje y se concentre en lo máximo en los músculos del piso pélvico.

Ventajas de estos ejercicios:

- Ningunos efectos secundarios
- No invasor
- Participación paciente
- Motivación
- No limita el tratamiento futuro

Estímulo Eléctrico:

El estímulo eléctrico se utiliza para la re-educación pélvica del músculo del piso pélvico. El estímulo eléctrico de Transvaginal o del transanal se utiliza comúnmente. Causa la contracción pasiva de la musculatura pélvica del piso. Aunque no se encuentra bien documentado, el estímulo eléctrico releva síntomas de dolor pélvico en algunos pacientes. Los mecanismos de la acción son:

- ❖ Aumenta conocimiento, el reclutamiento, la fuerza y el tono del músculo.
- ❖ Inhibe contracciones involuntarias del detrusor, aumenta capacidad de la vejiga y disminuye la intensidad de la sensación del impulso.

Indicaciones:

> Debilidad pélvica del músculo del piso
> Inestabilidad documentada del detrusor
> Sensación y reflejos normales
> Control anal disminuido de la esfinge

Contraindicaciones:

> Marcapasos
> El metal implanta (IUD)
> Infecciones vaginales o urinarias
> Pacientes pediátricos
> Embarazo
> Sensación ausente o disminuida: denervación   del piso pélvico

El estímulo eléctrico máximo del intravaginal intermitente es un procedimiento seguro sin efectos nocivos divulgados serios. Con respecto al estímulo a largo plazo, es más conveniente y tolerable para el paciente. Una desventaja importante del estímulo eléctrico máximo es la necesidad por el tiempo clínico y el personal entrenado. La terapia casera con un estimulador eléctrico portable evita la necesidad de estos recursos. Esta opción del tratamiento aparece ser aceptada bien y acertada. El estímulo eléctrico casero sería ideal para los pacientes que requieren terapia intermitente del mantenimiento.

Biofeedback:

La terapia de Biofeedback de anular disfunciones representa una opción terapéutica valiosa para muchos pacientes. Es un método de la gerencia que tiene riesgo bajo y eficacia terapéutica para los pacientes seleccionados. Biofeedback es una técnica que utiliza gráficos en una pantalla y sonidos de la computadora para ayudar a identificar los músculos que son entrenados. Ayuda a pacientes a situar los músculos pélvicos cambiando el gráfico o a sonar cuando el paciente exprime o aprieta los músculos pélvicos del piso. Enseña a paciente a no apretar otros grupos del músculo tales como los músculos del estómago. La actividad del músculo de los expedientes de computadora (la contracción o la fuerza) y exhibiciones él en el monitor. Los gráficos y los sonidos se utilizan como herramientas de la enseñanza para aprender controlar los músculos correctos.

Métodos: Dos sensores se colocan alrededor del exterior del recto y de un sensor en el muslo. Los sensores se utilizan a veces para probar otros músculos (estómago, nalgas o muslos) para enseñar al paciente a no utilizar estos músculos. Las sesiones del Biofeedback son generalmente 20 a 30 minutos de largo. Conseguir los mejores resultados, el número medio de las sesiones del Biofeedback en la oficina médica es 12. Los diarios el anular y del ejercicio también se utilizan para ver el progreso.

Biofeedback se reconoce como opción terapéutica alternativa importante para tratar a pacientes que tienen síntomas anular-relacionados múltiples. La regeneración del gráfico de color y la regeneración audio variable de la echada permiten la presentación del funcionamiento al paciente de una manera instructiva que pueda ser entendida fácilmente. Los pacientes con niveles más bajos de funciones corticales o niveles más bajos de la motivación son más probables llegar a estar implicados en el proceso de aprendizaje de cambiar su funcionamiento para adquirir una habilidad que anula, puesto que pueden entender la técnica usada en la presentación de sus funcionamientos.

Programa específico de Masters & Johnson para la Disfunción Eréctil

Es fácil que en la fase final de la focalización sensorial hayan comenzado a aparecer erecciones. Ahora se instruye a la pareja para que no se fomenten las erecciones ni centren en ellas la atención.

- ♦ Se continuará la estimulación sensorial, señalándole lo que le resulta más agradable
- ♦ Posteriormente se pasará a llevar a cabo la estimulación de forma conjunta y no por turnos.

- ♦ La falta de exigencias y ansiedad consecuente, junto con una estimulación adecuada, irán facilitando la aparición de erecciones cada vez más completas.

A continuación, se encaminarán los ejercicios, sin que el hombre deje de centrarse en las propias sensaciones, hacia el coito. Se recomienda en los primeros momentos utilizar la postura de mujer en posición superior y hombre acostado sobre su espalda.

◆ Se indica a la mujer que estimule el pene del hombre frotándolo contra sus órganos genitales, y si aparece erección, iniciar una ligera introducción. No es permitido el coito, dado que el objetivo es el desarrollo de la propia capacidad sensorial y de excitación.

◆ La técnica va dirigida a eliminar el miedo a perder la erección, especialmente el que pueda aparecer cuando disminuye la erección en una relación.

◆ El punto central es lo modificación de los aspectos psicológicos subyacentes al problema.

Como técnicas específicas Masters y cols. (1987) señalan, tras la fase de focalización sensorial, la importancia de tratar de conseguir que el hombre progrese en una secuencia de eyaculación escalonada que implica los siguientes pasos:

◆ Mutuamente hasta que el hombre consiga la erección; en ese momento debe abandonarse la estimulación, lo que conllevará la perdida de la erección. Tras esta, se vuelve a recomenzar la estimulación, y así varios episodios. El objetivo es que constate, primero, que la erección no es el "principio del fin" y, segundo, que compruebe como puede recuperarse nuevamente la erección en un mismo episodio de relación sexual. Es especialmente importante cuidar que el hombre no trate de precipitar la relación intentando llegar enseguida al coito, para que no se vuelva a establecer la sensación de estar apremiado, que tan negativos efectos causa.

◆ Una vez que se consiguen buenas erecciones y confianza en la respuesta de erección, se puede proceder al desarrollo del coito. Lo más adecuado es que la mujer, colocada en posición superior, ayude a la introducción del pene en su vagina.

♦ En los primeros intentos, tras la introducción, se descansara permitiendo la perdida de erección.

♦ Se continuara con los pasos graduados que implican inicio de movimientos pélvicos por parte de la mujer tras la penetración, para concluir con movimientos de ambos miembros de la pareja.

Características básicas de su programa

Generales:

♦ Necesidad de una medición y clasificación individualizada de cada paciente dentro de un continuo de conductas más o menos estancas.

♦ Rechazo explícito de la concepción de que el paciente es sexualmente anormal como resultado de algún trastorno psíquico subyacente.

♦ Explicación de los problemas del paciente en términos de un modelo de aprendizaje social

Especificas:

♦ El tratamiento no va dirigido a una persona, sino a una "relación" dado que es la "interacción" entre dos personas (la pareja) la que es incorrecta y no el comportamiento de uno u otro de los miembros.

♦ Es necesario que los dos miembros de la pareja se vean involucrados en la terapia, lo que implica que, si no existe una pareja estable, sea necesario buscar un/a colaborador/a circunstancial.

♦ Son necesarios una pareja de terapeutas, para que ninguno de los pacientes se encuentre en inferioridad de condiciones respecto al sexo.

♦ Es necesario integrar tanto datos psicológicos y sociales como fisiológicos.

♦ Se establece un enfoque terapéutico rápido e intensivo.

Lo ideal es el aislamiento del ritmo de vida habitual y tratamiento intensivo durante 15 días (el promedio de duración debajo de los 12 días).

Otros aspectos complementarios:

♦ Terapia individualizada a cada pareja, dado que sus necesidades son individualizadas.

♦ La sexualidad es una función natural regida por respuestas reflejas, por lo que el objetivo es permitir que se den esas respuestas.

♦ Establecer una intervención escalonada, a fin de anular aspectos como la ansiedad o la adopción del "rol de espectador".

♦ Prohibición de imputar "culpas" del trastorno sexual a uno u otro miembro de la pareja, pues no vale para nada.

♦ La sexualidad es un aspecto más de la relación de convivencia de la pareja.

El programa de Masters y Johnson ha sido diseñado para educar a los clientes en un funcionamiento sexual normal y demostrarles como sus trastornos sexuales pueden depender:

♦ Del miedo o angustia asociadas a la interacción sexual,

♦ De estar excesivamente preocupado por satisfacer a su pareja, y se comporta como un "espectador", haciendo que sea difícil el lograr atender y sentir los estímulos propios de la excitación sexual,

♦ El programa de una duración de 15 días, se estructura en tres bloques.

Evaluación del problema (3 primeros días).

• Historias clínicas de cada miembro de la pareja en entrevistas separadas con cada terapeuta.

• Examen exhaustivo y se centra no solo en los aspectos de la vida sexual relacionados con su problema, sino en lograr establecer el marco general del sistema de vida, creencias y valores del cliente, en el que se encuadren los aspectos de la vida sexual.

- Se incluye una exploración médica para descartar posibles patologías orgánicas.

- Esta parte concluye con una "puesta en común" de los resultados en una reunión en la que se juntan la pareja y terapeutas.

- Durante esta primera fase, además de los aspectos de evaluación, se han desarrollado los aspectos educativos-formativos.

A partir de aquí, la relación será siempre de pareja [los cuatro miembros presentes).

* Fase de "focalización sensorial", dirigida a conseguir un doble objetivo:

a) Un conocimiento y localización de las partes del cuerpo del compañero, cuya estimulación le resulta más agradable;

b) Aumentar la comunicación de la pareja para que puedan expresarse más fácilmente aspectos de ternura, afecto, deseo...

Se les indica que escojan dos momentos del día, en periodos relajados, sin prisas y evitando momentos de tensión, en los que, estando solos y habiéndose desnudado completamente, por turno, se dedique cada vez uno a "recorrer, palpar y acariciar" al otro, utilizando los conocimientos que han adquirido tanto sobre fisiología de la respuesta sexual como sobre preferencias específicas de la pareja.

Este tocar no tiene interés de excitar, sino meramente de reconocer el cuerpo de la otra persona y establecer sensaciones táctiles agradables para el que las realiza y para su pareja.

Se excluye explícitamente el tocar zonas genitales y los pechos de la mujer; no es un ejercicio sexual, sino sensual.

En la segunda fase de la focalización sensorial las caricias también abarcan las zonas genitales y pechos, si bien se instruye que no se centren exclusivamente en dichas zonas, ni en la expectativa de una respuesta sexual determinada.

Conseguido el objetivo de la segunda fase, (5 días de tratamiento) se pasa a PROGRAMAS ESPECÍFICOS, en función del tipo de disfunción presente en la interacción.

A continuación se muestran algunas posturas sexuales que pueden ser aplicadas y traer beneficios para los pacientes y personas que las apliquen

Posiciones Sexuales

Sentados

Sentados #1

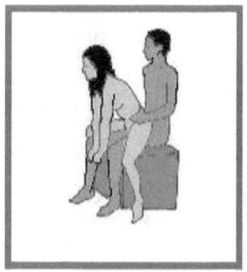

Descripción: La pareja se sienta sobre una silla o banquillo. La mujer se sienta dándole la espalda al hombre y ligeramente inclinada hacia adelante.

Ventajas: Una penetración muy profunda.

Desventajas: No hay contacto visual. La posición puede dificultar que la mujer gradúe el ritmo y grado de penetración.

Sentados #2

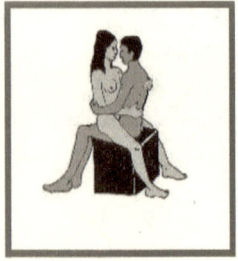

Descripción: Los dos se sientan cara a cara sobre una silla o banquillo. La mujer se sienta en los muslos del hombre.

Ventajas: Contacto visual entre la pareja, cercanía y posibilidad de tocarse. Penetración profunda. La mujer controla el ritmo y el grado de penetración.

Desventajas: Ninguna

Sentados #3

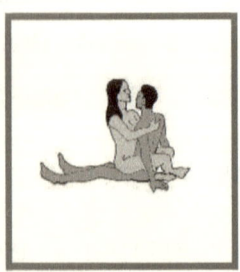

Descripción: Los dos se sientan cara a cara en una cama o en el suelo. La mujer se sienta en los muslos del hombre, "abrazando" la espalda con la piernas.

Ventajas: Contacto visual entre la pareja, cercanía y posibilidad de tocarse. Penetración profunda. La mujer controla el ritmo y el grado de penetración.

Desventajas: Ninguna.

Sentados #4

Descripción: Los dos se sientan cara a cara en una cama o en el suelo. La mujer se sienta en uno de los muslos del hombre y apoya la espalda en la otra pierna, la cual esta flexionada.

Ventajas: Contacto visual entre la pareja, cercanía y posibilidad de tocarse. Penetración profunda. La mujer controla el ritmo y el grado de penetración.

Desventajas: Ninguna

Posiciones Sexuales

Hombre arriba

Hombre arriba #5

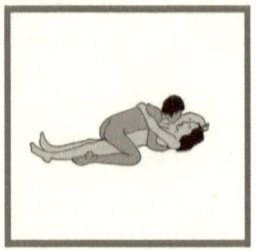

Descripción: La mujer extiende las piernas manteniéndolas juntas y el hombre se posiciona encima con las piernas separadas y apoyando su peso sobre las rodillas.

Ventajas: Contacto visual entre la pareja, cercanía y posibilidad de acariciarse. Permite una mayor presión sobre el pene y estimulación del clítoris. Además reduce el peso que necesita soportar la mujer.

Desventajas: No es recomendable para hombres que sufren de dolores o problemas a la espalda y/o columna.

Hombre Arriba #6

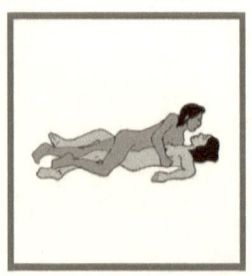

Descripción: El hombre se posiciona encima con una pierna entre las piernas de la mujer.

Ventajas: Contacto visual entre la pareja, cercanía y posibilidad de acariciarse. Permite la estimulación del clítoris, así como el movimiento de caderas por parte de la mujer.

Desventajas: El peso del hombre puede incomodar a la mujer.

Hombre Arriba #7

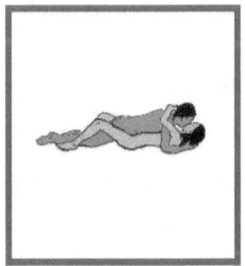

Descripción: El hombre se posiciona encima de la mujer. La mujer dobla las rodillas para que la penetración sea más profunda. El hombre apoya el peso de su cuerpo en los codos.

Ventajas: Contacto visual entre la pareja, cercanía y posibilidad de acariciarse, penetración profunda. Es una de las posiciones comúnmente utilizadas por las parejas.

Desventajas: El hombre lleva el control del ritmo y la profundidad de la penetración. El peso del hombre puede incomodar a la mujer.

Hombre arriba #8

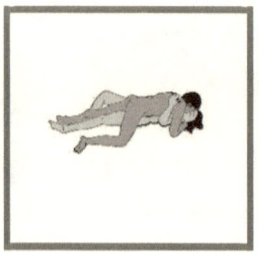

Descripción: El hombre se posiciona encima de la mujer. La mujer con las piernas ligeramente abiertas y una de las rodillas flexionadas. El hombre apoya el peso de su cuerpo en los codos.

Ventajas: Contacto visual entre la pareja, cercanía y posibilidad de acariciarse. Además, posibilita que la mujer pueda dominar mejor el movimiento de sus caderas, de esa manera logrando la estimulación del clítoris, posibilitando el orgasmo.

Desventajas: El peso del hombre puede incomodar a la mujer.

Posiciones Sexuales

De costado

De costado #9

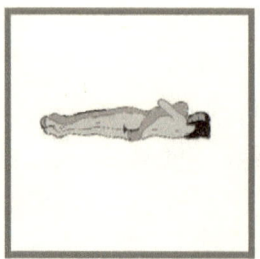

Descripción: La pareja se abraza de costado con las piernas extendidas y juntas.

Ventajas: Contacto visual entre la pareja, cercanía y posibilidad de tocarse.

Desventajas: Esta posición dificulta el movimiento de las caderas, lo que imposibilita el mantener un ritmo constante.

De costado #10

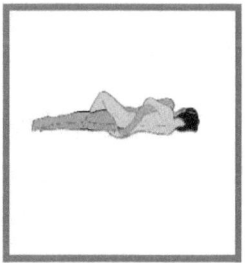

Descripción: La mujer se tiende de lado con las piernas separadas y las rodillas flexionadas y el hombre se posiciona entre ellas.

Ventajas: Contacto visual entre la pareja, cercanía y posibilidad de tocarse. Si la mujer sube las rodillas aumenta la penetración.

Desventajas: Esta posición dificulta el movimiento de las caderas, lo que imposibilita el mantener un ritmo constante. El peso del hombre recae sobre el muslo de la mujer, lo que puede ser doloroso para ella.

De costado #11

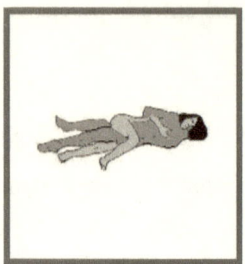

Descripción: La mujer se tiende de costado con la pierna derecha sobre el hombre y la izquierda extendida.

Ventajas: Contacto visual entre la pareja, cercanía y posibilidad de tocarse. La mujer puede estimular el clítoris haciendo contacto con el muslo del hombre.

Desventajas: Esta posición dificulta el movimiento de las caderas, lo que imposibilita el mantener un ritmo constante. El peso del hombre recae sobre el muslo de la mujer, lo que puede ser doloroso para ella.

De costado #12

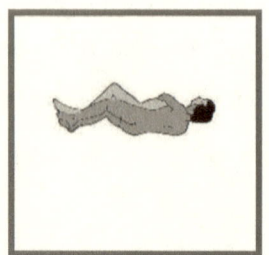

Descripción: La pareja se tiende costado, el hombre se sitúa detrás de la mujer y la penetra por detrás.

Ventajas: Posibilita que el hombre acaricie el cuerpo de la mujer y estimule manualmente el clítoris. Esta posición también es recomendable cuando la erección del hombre es débil.

Desventajas: No hay contacto visual entre la pareja.

De costado #13

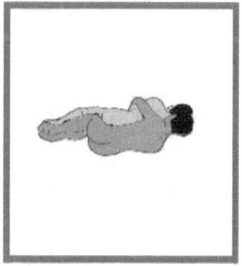

Descripción: La pareja se tiende costado, el hombre se sitúa detrás de la mujer y la penetra por detrás.

Ventajas: Posibilita que el hombre acaricie el cuerpo de la mujer y estimule manualmente el clítoris. Esta posición también es recomendable cuando la erección del hombre es débil.

Desventajas: No hay contacto visual entre la pareja.

Posiciones Sexuales

Mujer arriba

Mujer arriba #14

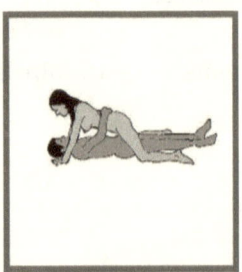

Descripción: La mujer se coloca en posición semi-arrodillada, apoyando su peso sobre brazos y rodillas.

Ventajas: Contacto visual entre la pareja, la mujer controla el ritmo coital.

Desventajas: Penetración poco profunda y necesidad de fortaleza física en la mujer para mantener la posición.

Mujer Arriba #15

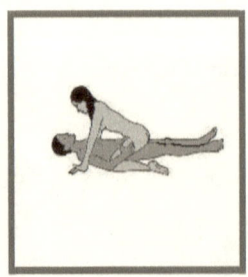

Descripción: La mujer se coloca sobre el hombre, inclinando su cuerpo hacia adelante.

Ventajas: Contacto visual entre la pareja, penetración profunda y control de movimiento por parte de la mujer.

Desventajas: Dificultad para mantener un ritmo coital intenso.

Mujer arriba #16

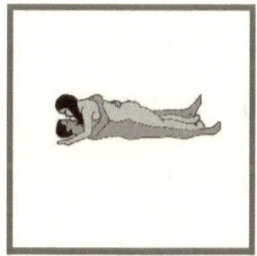

Descripción: La mujer se recuesta sobre el hombre con las piernas juntas.

Ventajas: Contacto visual entre la pareja, cercanía y posibilidad de tocarse. Las piernas juntas de la mujer ejercen una presión sobre el pene.

Desventajas: Esta posición dificulta el movimiento de las caderas, lo que imposibilita el mantener un ritmo constante.

Mujer Arriba #17

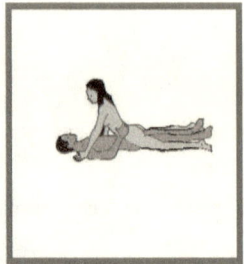

Descripción: La mujer se coloca sobre el hombre con las piernas ligeramente abiertas y apoya su peso sobre las manos.

Ventajas: Penetración profunda y contacto visual entre la pareja.

Desventajas: Esta posición dificulta el movimiento de las caderas, lo que imposibilita el mantener un ritmo constante. La mujer requiere de fortaleza en los brazos para mantener la posición.

Mujer Arriba #18

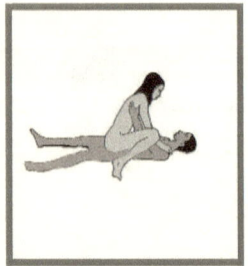

Descripción: La mujer se coloca en cuclillas encima del hombre.

Ventajas: Ayuda a una penetración profunda cuando existe estrechez vaginal Contacto visual entre la pareja.

Desventajas: Puede resultar incómodo para la mujer debido al esfuerzo requerido en las piernas. Esta posición dificulta el movimiento de las caderas, lo que imposibilita el mantener un ritmo constante.

Mujer Arriba #19

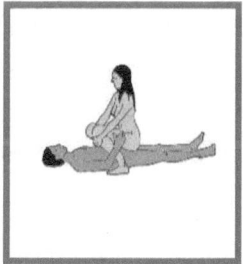

Descripción: La mujer se coloca de cuclillas sobre el hombre y apoya su peso en los pies.

Ventajas: Si la mujer sabe movilizar a voluntad los músculos de la vulva, puede lograr el orgasmo sin la necesidad de movimiento por parte del hombre.

Desventajas: Puede resultar incómodo y agotador para que la mujer permanezca mucho tiempo en esta posición. Dificultad en el movimiento de las caderas, lo que imposibilita el mantener un ritmo constante.

Mujer Arriba #20

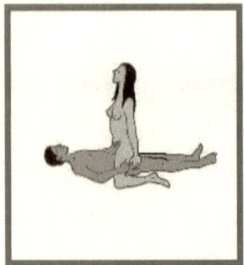

Descripción: La mujer se arrodilla sobre el hombre, manteniendo la espalda derecha.

Ventajas: El hombre puede fácilmente estimular el clítoris. La mujer controla el ritmo y profundidad de penetración.

Desventajas: Esta posición dificulta el movimiento de las caderas, lo que imposibilita el mantener un ritmo constante.

Mujer Arriba #21

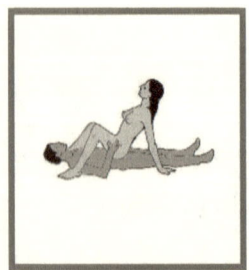

Descripción: La mujer se sienta sobre el hombre reclinándose hacia atrás y apoyándose sobre las manos.

Ventajas: En esta posición se puede lograr una buena estimulación del Punto G.

Desventajas: Puede resultar doloroso para el hombre si la mujer se inclina demasiado hacia atrás. Esta posición dificulta el movimiento de las caderas, lo que imposibilita el mantener un ritmo constante.

Mujer Arriba #22

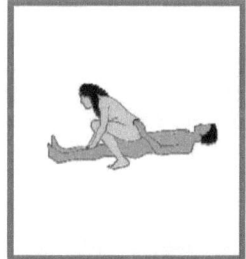

Descripción: La mujer se coloca de cuclillas sobre el hombre dándole la espalda.

Ventajas: La mujer controla el ritmo del coito y la profundidad de la penetración.

Desventajas: Si la mujer se reclina hacia adelante puede ser doloroso para el hombre. Esta posición puede resultar incómoda para la mujer.

Mujer arriba #23

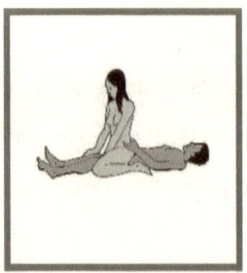

Descripción: El hombre se acuesta boca arriba y la mujer se sienta semi-arrodillada.

Ventajas: Es una posición cómoda para ambos y la mujer puede controlar el ritmo y profundidad de la penetración. Se logra una sensación de intimidad.

Desventajas: No existe contacto visual entre la pareja.

Posiciones Sexuales

Posterior

Posterior #24

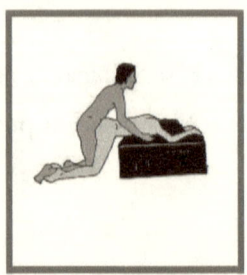

Descripción: El hombre se arrodilla con las piernas juntas y la mujer se arrodilla enfrente de el con las piernas abiertas apoyando el cuerpo en una cama.

Ventajas: Penetración profunda y permite al hombre acariciar a la mujer.

Desventajas: No permite el contacto visual.

Posterior #25

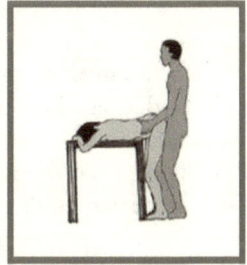

Descripción: La mujer se recuesta sobre una mesa y el hombre la penetra por detrás.

Ventajas: Permite la estimulación del clítoris y el libre movimiento de caderas por parte del hombre.

Desventajas: No hay contacto visual.

CAPITULO 6 CONCLUSIONES

Luego del diseño de este Manual se puede concluir que, es importante la integración de la Fisioterapia y el equipo multidisciplinario conformado por los Médicos Obstetras, Sexólogos, Urólogos, Psicólogos, Neurólogos, entre otros para el abordaje y tratamiento de los pacientes discapacitados físicos que presenten alteraciones a nivel sexual, puesto que se debe contar con la ayuda de todas estas labores para lograr un trabajo exitoso.

Es primordial resaltar que la realización de tratamientos específicos que atienden una patología en común, son de mucha importancia porque esto le permite al profesional de la rehabilitación encaminar el tratamiento en un mismo rumbo, si bien es sabido que cada paciente es único y que necesita individualidad en el tratamiento se puede partir desde un protocolo y adaptarlo al mismo.

La sexualidad y la discapacidad son dos temas que históricamente se han manipulado y cubierto de malos entendidos y prejuicios. Por esta razón cuando estos aspectos están reunidos en una sola persona, se soporta una doble carga. Es una creencia popular que una persona discapacitada pierde la función sexual, se dice que: "no puede y no debe" y por tanto se le desvaloriza y frustra. Esto es una enorme equivocación, pues la sexualidad es un impulso vital, esencial para el desarrollo humano y un medio de comunicación interpersonal. Nace y muere con la persona.

Sexualidad no es igual a genitalidad; ésta es uno más de sus componentes. Sin embargo, la sociedad construye desde su desinformación o información inadecuada la discapacidad sexual, olvidando que la sexualidad es una sola: SEXUALIDAD HUMANA". No existen distintas sexualidades como "sexualidad del o la obeso(a)", "de la tercera edad", "del o la discapacitado(a)".

Las personas discapacitadas son integrales como los demás seres humanos y no personas que tienen que aprender una "sexualidad diferente".

Todas las personas independientemente del tipo de limitación que presenten (mental, sensorial, neurolocomotora, congénita o no) tienen derecho de recibir una adecuada, pertinente y permanente educación sexual libre de prejuicios y científica. Además es necesario trabajar arduamente en la concepción de la sexualidad humana que vaya más allá de un simplista curso de anatomía y fisiología humana y que está enormemente influenciada por una visión patriarcal de la misma, limitándola hacia la heterosexualidad, penetración, culto al pene, reproducción y a períodos de edad determinados.

No se debe olvidar que los seres humanos poseen un cuerpo en el que cada milímetro de piel es capaz de proporciona sensaciones placenteras, y un cerebro que se constituye en el órgano erógeno más importante junto con las actitudes positivas o negativas acerca de la sexualidad.

La discapacidad en una persona puede tener un origen orgánico o físico, pero también psicológico. Sea cual fuere su origen se debe atender, orientar y, ante todo, educar en la esfera de la sexualidad, ya que de no suceder esto, las consecuencias podrían ser determinantes de mayor invalidez.

La información es la principal ayuda que se le puede brindar al paciente una buena orientación acerca de todos sus procesos de cambio y la educación de sobrepasar los mismos evita que el discapacitado se llene de temores, ansiedades que lo perturben.

La labor que cumple el fisioterapeuta en la atención de los pacientes con discapacidad es de vital importancia tanto de manera directa como de manera indirecta, el fisioterapeuta con los conocimientos adquiridos en el área de la cinesiterapia, ergonomía y posturas puede brindar el apoyo sustentado bajo bases teóricas de todo el acondicionamiento físico de las etapas en las que se encuentre el mismo.

Es importante acotar que el abordaje en este tema es poco conocido o prácticamente nulo, y es indispensable el crear consciencia colectiva acerca de lo importante de incentivar el estudio científico en este campo de la rehabilitación, para así poder brindar a los pacientes con este tipo de deficiencias un tratamiento realmente integral que permita satisfacer las necesidades y requerimientos de los pacientes que diariamente acuden a terapia.

Se puede concluir a esta perspectiva, que el sujeto con discapacidad siempre debe ser concebido, como un ser sexuado con derecho a vivir su sexualidad de acuerdo con su condición y posibilidades, y con derecho también a recibir una adecuada información, tratamiento y formación al respecto.

CAPITULO 7 RECOMENDACIONES

A partir del presente manual surgen recomendaciones para aquellos que se interesen por lo aquí descrito. Estas son:

Unificar criterios por parte de equipo multidisciplinario en el momento de realizar protocolos de tratamientos.

La confirmación del diagnóstico por medio de una evaluación exhaustiva y exámenes paraclínicos es fundamental ya que si no existe un diagnóstico claro y confiable no se puede plantear objetivos de tratamiento reales en cada paciente

El terapeuta debe reconocer que la disfunción sexual consecutiva a la discapacidad puede no estar siempre fisiológicamente relacionada con ésta, y que es fundamentalmente importante atender también la sexualidad de la pareja de la persona con   discapacidad

La sexualidad es un camino hacia la intimidad. La imposición de una vida privada de intimidad puede ejercer un efecto devastador sobre la persona con discapacidad y puede agravar los problemas de salud con los que debe tratar el rehabilitador.
Para poder participar en la rehabilitación sexual de la persona con discapacidad, el médico y rehabilitador debe saber primeramente

que una disfunción sexual es una alteración persistente en una o varias fases de la respuesta sexual humana, que molesta al individuo o a su pareja, debe conocer también las alteraciones fisiológicas que la discapacidad impone en el funcionamiento sexual ya que la discapacidad, afecta en mayor o menor medida las áreas física, psíquica y social de la persona, existiendo entonces una afección multifactorial de la sexualidad del individuo, la que además por la discapacidad, se ve influida por otros factores particulares de su historia de vida.

Sobre todas las cosas, el profesional tratante (sexólogo, urólogo, fisioterapeuta, etc.) debe ser capaz de transmitir a la persona con discapacidad que aún con la presencia de denervación, amputación o deformidad, puede disfrutarse la sexualidad, para lo cual debe cambiar sus actitudes y trabajar con los mitos sexuales que muchos de nosotros sostenemos, empezando por desgenitalizar la sexualidad. Limitar el concepto de sexualidad a la genitalidad es "desexualizar" a aquellas personas que a causa de una pérdida funcional han visto afectada su respuesta sexual.

El Tratado de Medicina Sexual aconseja estas sabias recomendaciones a las personas con discapacidad:

✓ Un pene erecto no hace sólida una relación como tampoco una vagina húmeda.

✓ La incontinencia urinaria no significa incompetencia en la respuesta sexual.

✓ La ausencia de sensaciones no significa ausencia de sentimientos.

✓ La imposibilidad de moverse no representa imposibilidad de sentir.

✓ La presencia de deformidades no significa ausencia de deseo.

✓ La dificultad para realizar el coito no significa incapacidad de disfrutarlo.

✓ La pérdida de los genitales no representa la pérdida de la sexualidad.

BIBLIOGRAFIA

Arias, Fidias. (1998) "Tesis & Proyectos de Investigación (mitos y errores en la elaboración de). Editorial Episteme. Caracas. p. 38, 49

Aguirre, F (2000) "Salud sexual y reproductiva en personas con discapacidad". Ed. Ducere México

Colombo, Delgado y Orfila (2003). Conduciendo la Investigación. Editorial Cómala, Venezuela

Diccionario Mosby (2003) de Medicina, Enfermería y Ciencias de la Salud Editorial: Elsevier España

Dechesne B. Lá sexualidad de los minusválidos. En: Enciclopedia Salvat de Salud, Barcelona: Salvat, 1985;t 5:272-6.

Facultad de Medicina de la Universidad de Navarra (1999) Diccionario Espasa de Medicina Editorial: Espasa Calpe España

Fernández, Herrera, L (2002)" Educación y Terapia Sexual Del minusválido" Editorial: Harcourt Brace de España, S.A.

Gray, W (1998) Anatomía de Gray. Editorial: Harcourt Brace de España, S.A.

Ganong, W (1992) Fisiología Médica. Manual Moderno S.A. México.

Gutman, Z , (1995) Fisioterapia Actual. Editorial Jims. Barcelona.

Gordon S. "Los derechos sexuales de los discapacitados". La Habana: Taller de Impresión Ligera "III Congreso de la FMC", 1981:1-14.

Kaplan, H, S (1992).. El sentido del sexo. Editorial Grijalbo, Barcelona España

Martín L (1986). El método científico en la investigación. Editorial Ronsel, 1era Edición, España

Martínez, Miguel. (2002) Nuevos Métodos de Investigación. Editorial Trillas. México- D. F.

Masters, W. H. y Johnson, V.E.(1996). Los mundos de la sexualidad. Barcelona. Grijalbo.

Oliver S, J (2005) "Sexualidad, Lesion medular y vida activa". Universidad de Los Andes, Escuela de Medicina, Venezuela

Pose F. "La sexualidad de las personas discapacitadas". Buenos Aires. ABRN Producciones Gráficas, 1991:5-29.

Rodríguez Y. Pineda Miguel A (2001). La experiencia de investigar. Valencia- Venezuela. p 83- 117

Rodríguez de la Vega, M (2005) "Integración y sexualidad de las personas con discapacidad".Revista española de Sexología, 1(2), 38-45.

Rotella, I (2002). "Sexualidad y recursos de la discapacidad ".Universidad Nacional de Córdoba, Argentina, Escuela de Kinesiología y Fisioterapia.

Snell, R (2000) Anatomía Clínica para estudiantes de Medicina. Mc Graw Hill México.

Smith, E.M. y Bodner, (1993) Disfunción sexual después de la lesión espina. Editorial Urol Estados Unidos

Soto J (1999) "Discapacidad y sexualidad, una relación posible" Universidad Central de Venezuela, Escuela de Medicina

Soto de Lanuza, J.L.(1987). Sexualidad y minusválidos: Dos realidades frente a frente. Editorial Popular. Madrid.

Tamayo M. (1995). El proceso de la investigación científica.

México. Limusa

Torices Rodarte (1997).Propuesta sobre la Atención Sexológica en los discapacitados. Benemérita Universidad Autónoma de Puebla. México. Escuela de Medicina

Universidad Pedagógica Experimental Libertador (2002). Manual de trabajos de grado y tesis doctorales. Valencia.

http://www.apalancar.org/proyectos/detalle.asp?id_proyecto=235) (1)
http://www.discasex.com/
http://www.discapacitados.org.ar/notas/nota55.html
http://www.minusval2000.com/relaciones/ArchivosRelaciones/intervencencion_sexualidad_minusvalias.html

ACERCA DEL AUTOR

Maribeth Torrens Pérez Licenciada en Fisioterapia graduada en la Universidad Arturo Michelena del estado Carabobo Venezuela en el año 2007 realizo su Tesis de grado en dicha institución donde obtuvo "Mención Honorífica" la misma llevaba el nombre de "Manual sobre la Sexualidad en los Discapacitados Físicos para los Fisioterapeutas de los Centros de Rehabilitación ubicados en el área central de Valencia –Estado Carabobo" con la cual se inspiró para la realización del presente libro ya que el tema es de suma importancia tanto para los pacientes que sufren alguna discapacidad o limitación física como para el equipo multidisciplinario que los trata.

www.ingramcontent.com/pod-product-compliance
Lightning Source LLC
Chambersburg PA
CBHW021412170526
45164CB00002B/610

* 9 781532 870811 *